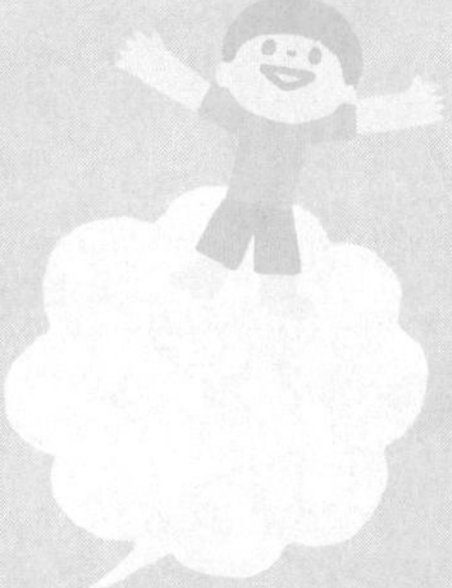

監修 藤野博 東京学芸大学大学院
教育学研究科教授

# 発達障害の子の「会話力」を楽しく育てる本

健康ライブラリー
スペシャル

講談社

# まえがき

　文化庁が２０１７年におこなった世論調査によると、コミュニケーション能力が重要だと思う人は9割を超え、とりわけ直接会って会話することが重視されているとのことです。また、これからの時代にとくに必要な力として「相手や場面を認識する能力」と答えた人が増えていました。相手や場面に合った会話によるコミュニケーションは、いまの時代に欠くことのできない力と考えられているようです。

　いっぽう、発達障害の子の多くはコミュニケーションに困難を抱え、会話の困難はＡＳＤ（自閉スペクトラム症）の診断の重要なしるしにもなっています。学校で友達とうまく話ができなくて悩んでいる子はたくさんいます。しかしそれは発達障害の子の責任なのでしょうか？

　発達障害の子は、ほかの多くの子とは異なる、ユニークなコミュニケーション・スタイルをもっています。スタイルの違う者どうしが会話をするとスムーズにいきません。そして、少数派である発達障害の子の側に原因があると思われがちです。しかし本当は相互の問題です。どちらがよい・悪いではなく、たとえていうなら「波長」が違うのです。同じ波長だと共鳴が起こりますが、違う波長だと不協和音になります。発達障害の子も彼らに合った場面で同じ波長の仲間となら、気持ちよく話ができます。場面や相手に恵まれれば自分なりのスタイルで会話を楽しめるのです。そして、仲間との会話を楽しめると幸せ度（ＱＯＬ）も上がるようです。

　まずは会話を楽しむことが大切です。会話を楽しめるようになると、どう話したら相手はわかりやすいか、喜んでくれるか、といった話し相手を気づかう気持ちが芽生え、その気持ちが育つと、相手にも楽しんでもらえるように話す内容や話し方を工夫し、会話力がアップしていきます。話し方のテクニックよりも、そういった経験や気持ちの動きが大切なのです。

　この本では、会話を支えるさまざまな力を、発達科学の知見に基づいて解説しています。発達障害の子が楽しみながら会話の力を伸ばしていくために役立ちそうなことをまとめました。かたよった内容や現実離れした話にならないよう、発達障害当事者、保護者、通級指導教室の先生にご協力をいただきました。子どもたちが会話を楽しみ、幸せ度がアップすることが、この本の制作に携わった私たちの願いです。

東京学芸大学大学院教育学研究科教授　**藤野　博**

発達障害の子の「会話力」を楽しく育てる本　もくじ



# 1 会話がすれ違ってしまう子どもたち



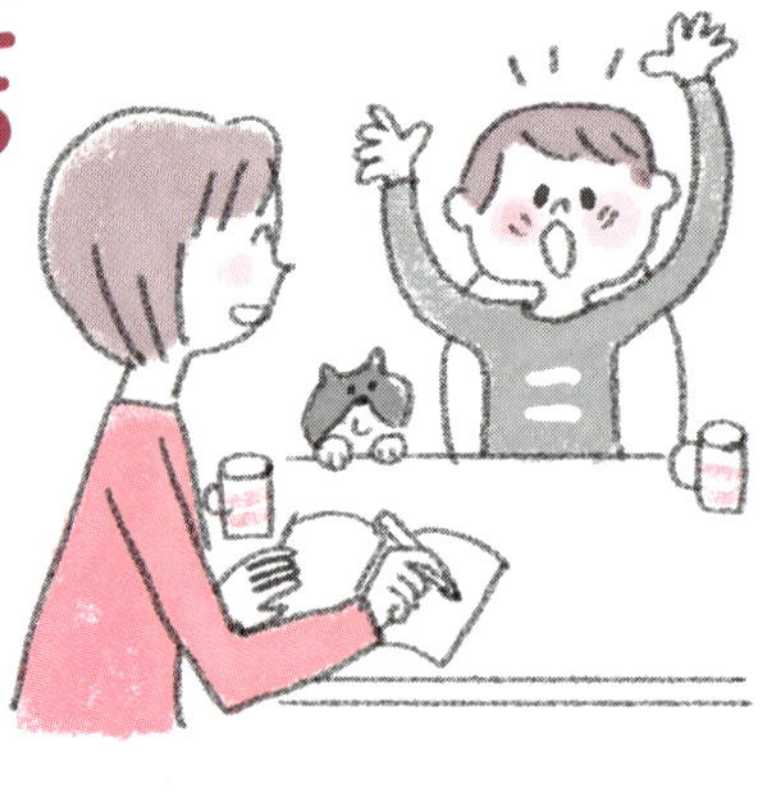

# 2 話がかみ合わないわけを理解しよう

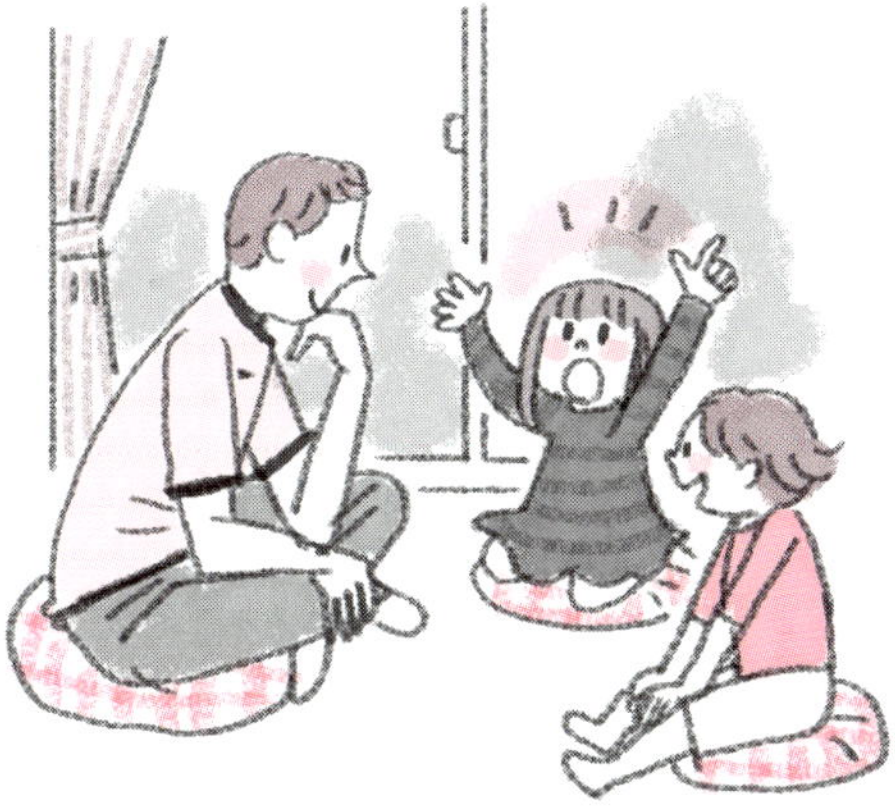

# 3 子どもに合った「会話力」の基本的な育て方

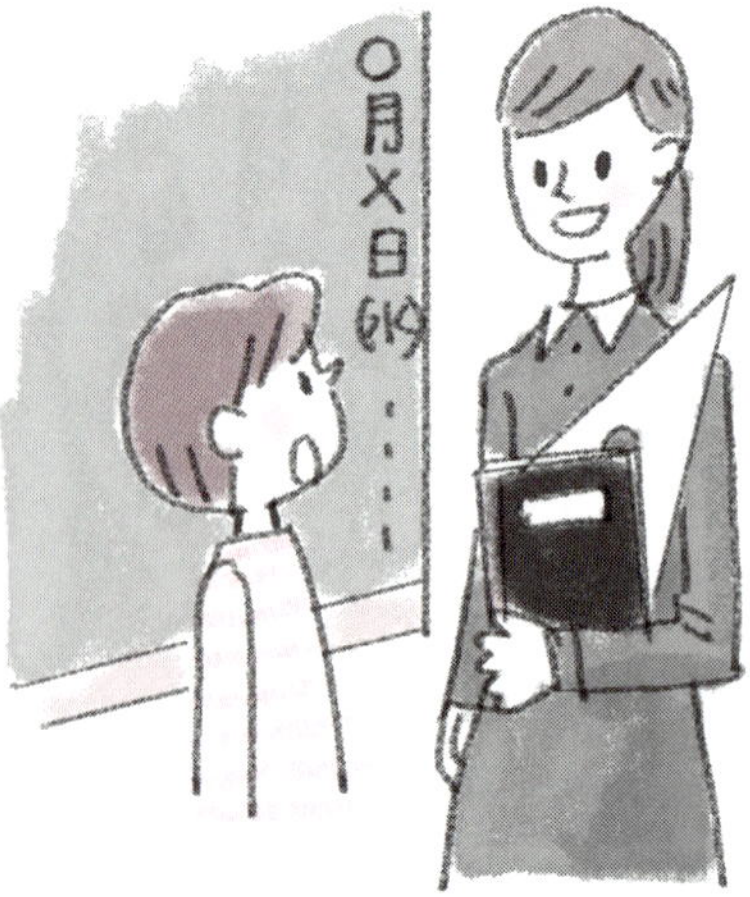

# 4 「療育」の活用で「会話力」をさらに伸ばす

実感しよう！

# 発達障害の子の感じ方・考え方

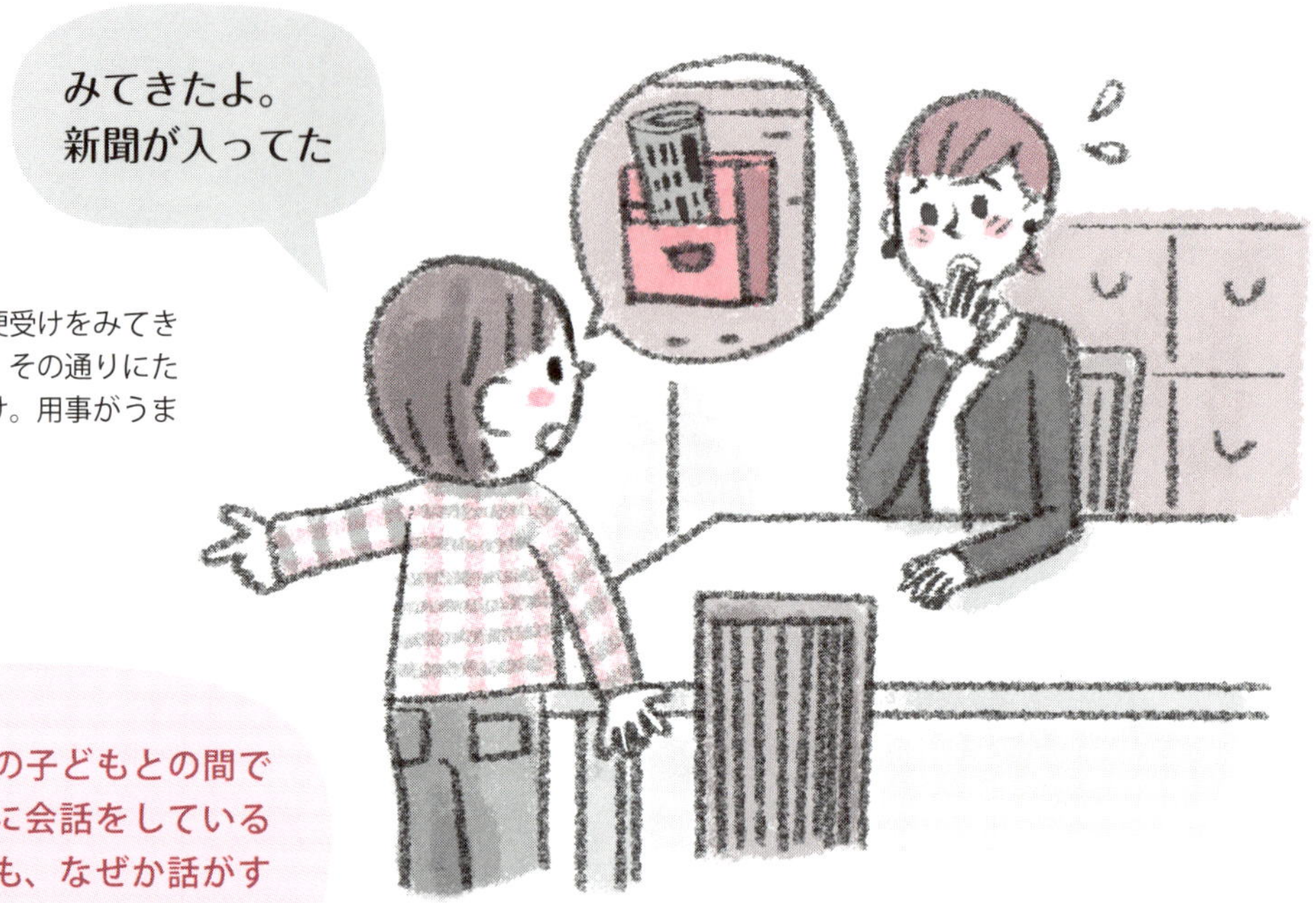


子どもに「郵便受けをみてきて」と頼むと、その通りにただみてくるだけ。用事がうまく伝わらない

発達障害の子どもとの間では、丁寧に会話をしているつもりでも、なぜか話がすれ違うことがあります。

ずれを感じて何度も説明したり、言い方や聞き方を変えてみたりしても、会話がどうにもかみ合いません。

そのすれ違いには、じつは会話の仕方だけでなく、子どもの感じ方・考え方も関わっています。子どもの特徴をみていきましょう。

# 1 発達障害の子には世界がどうみえているか

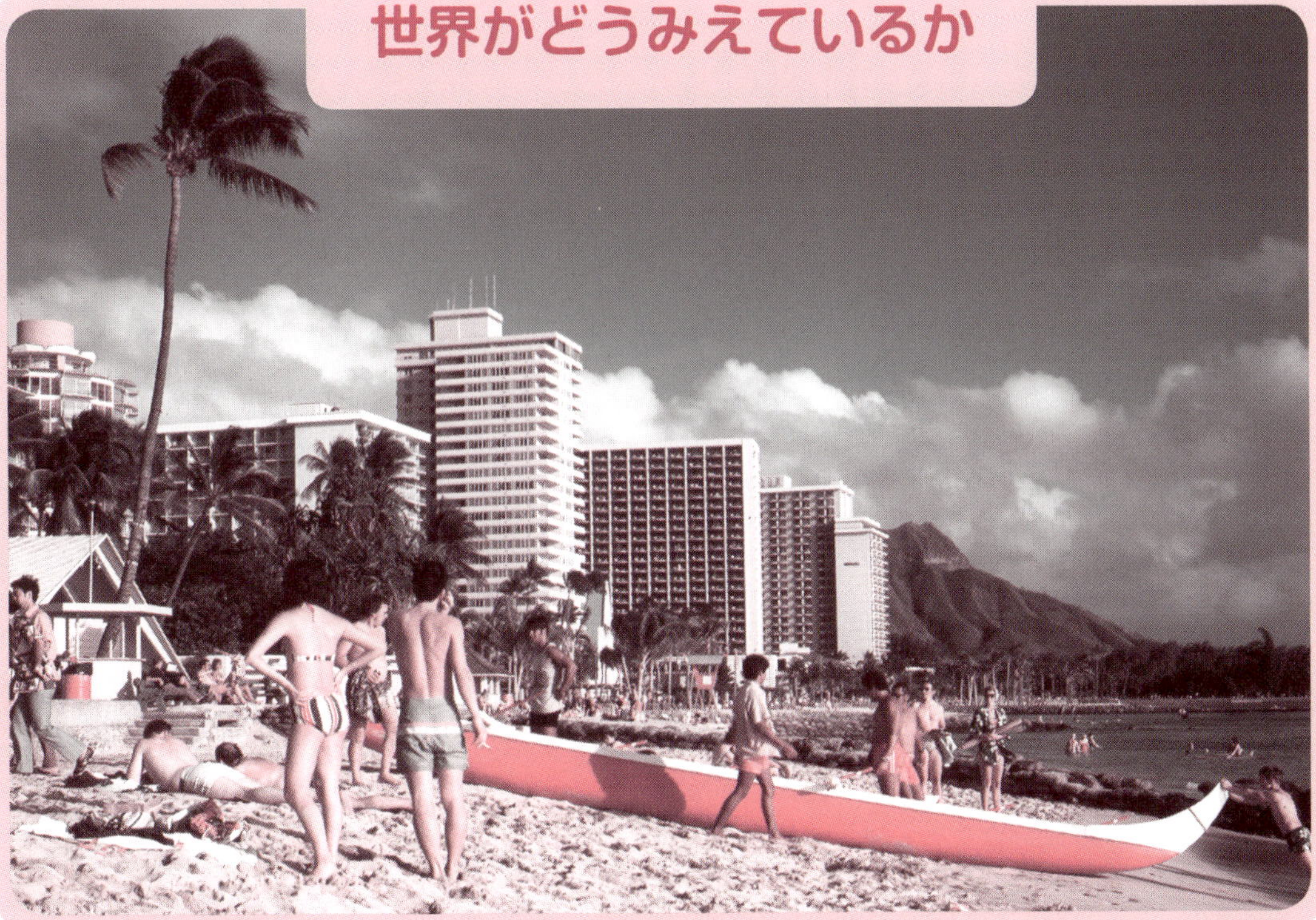

上の写真を数秒間、ながめてください。そして本を閉じ、写真を思い浮かべて、そのイメージを紙に描き出します。同じことを子どもにもやってもらいます。写真をみるようにして、世界に目を向けたときに、親子でその感じ方がどう違うかがわかります。

終わったら
次のページの解説へ

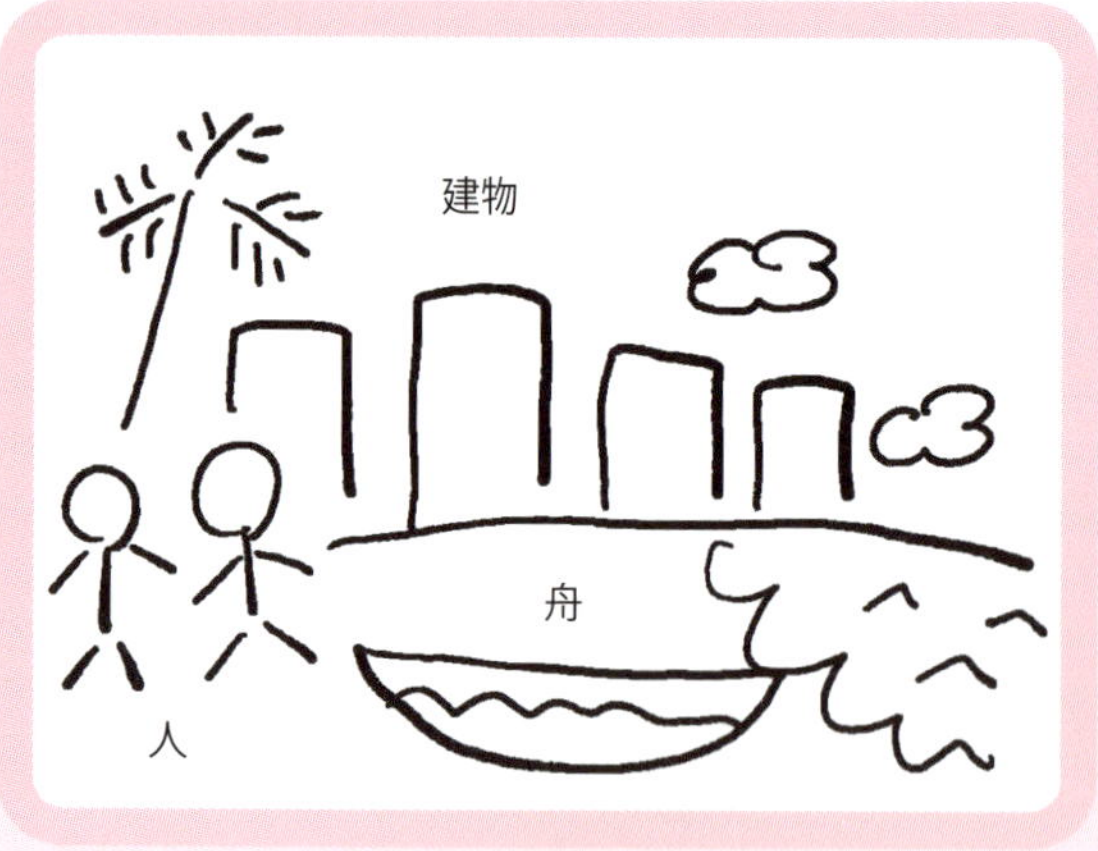


## よくある回答例

多くの人は、写真の構図や内容をおおまかに思い浮かべます。左の図のように、とくに目立っていたものをおおよその位置に配置するというのが、よくある回答例です。そうしてポイントを瞬時につかめる人は、会話でもポイントをつかんで話したり聞いたりできます。発達障害の子には、それが苦手です。

# 1の解説

## ASDの子の場合

ASD（自閉スペクトラム症）の子には建物の窓の数など、細部に目を向ける傾向があります。

なかには「映像記憶」といって、少しながめただけの風景を写真のように細密に描き出せる子もいます。

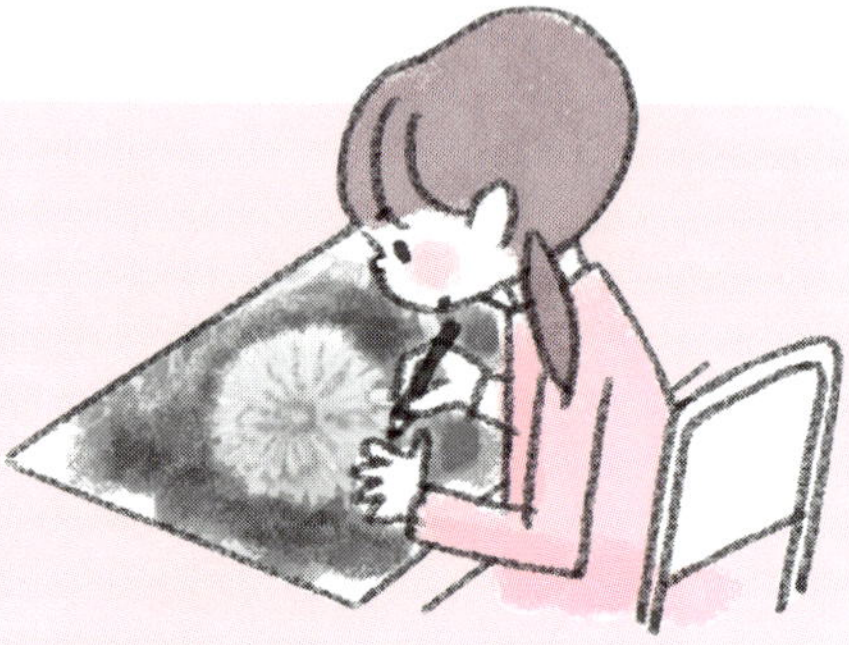

写真を絵に描いてもらうと、細部まで再現できる子もいる

## ADHDの子の場合

ADHD（注意欠如・多動症）の子は、写真に注意を向けず、その内容を見落とすことがあります。ほかのことが気になって、そもそも写真をみていない場合もあります。

## LDの子の場合

LD（学習障害）の子では、写真をみてはいたものの、それを描き出すことや口頭で説明することがうまくできない場合があります。

## 2 発達障害の子は、学校をどんなところだと考えるのか

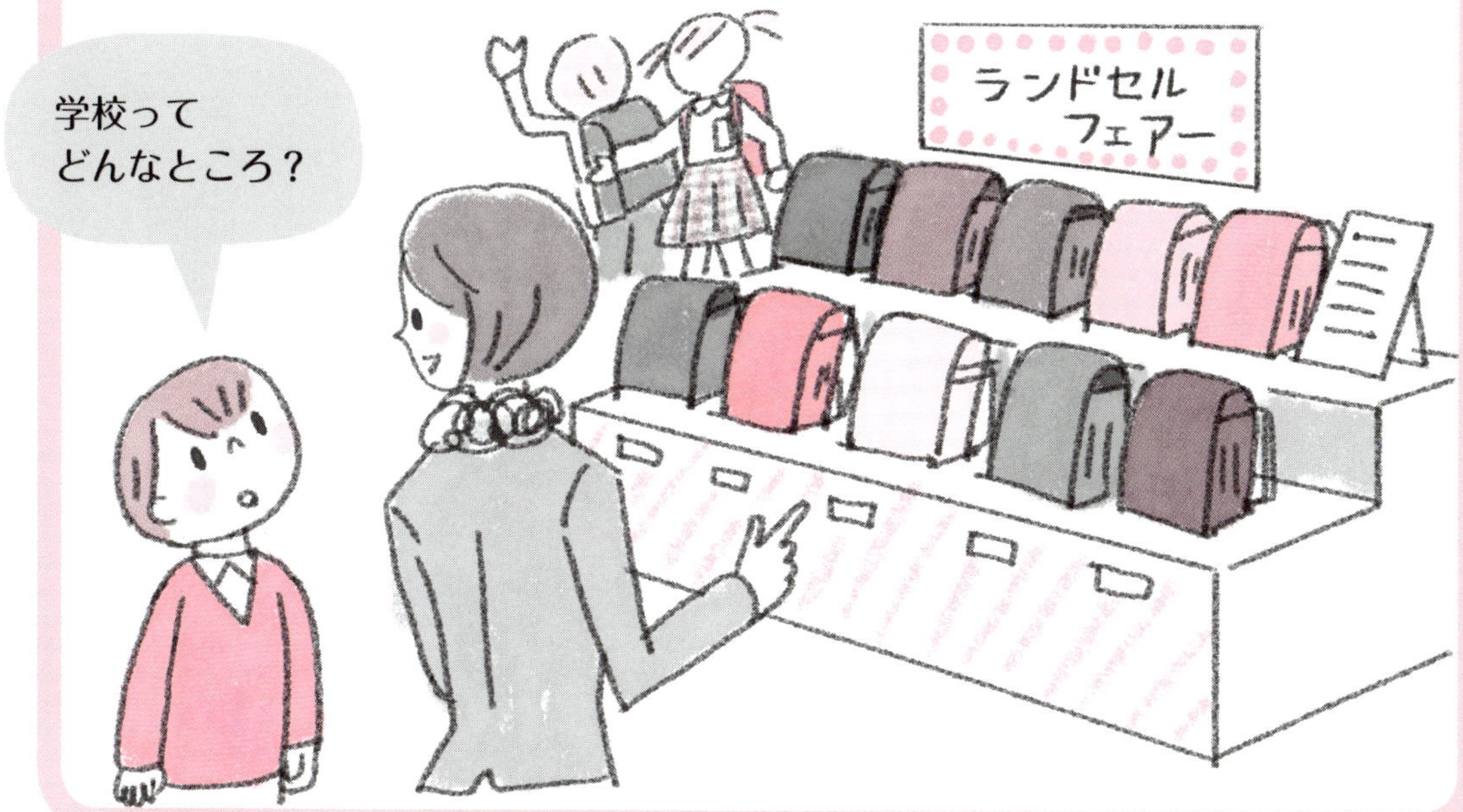


子どもに「学校ってどんなところ？」と質問されたら、どのように答えますか？　言葉や文字で説明してみてください。子どもにも同じように聞いてみましょう。すでに就学中の子には学校のことを、就学前の子には保育園や幼稚園のことを聞いてみてください。

終わったら
次のページの解説へ

## よくある回答例

多くの人は、学校について「先生がいて、いろいろと教えてくれる」「友達がたくさんいて、いっしょに遊べる」「国語や算数などの勉強をする」といったことをざっくりと説明します。

細部をこまごまと説明するよりも、ポイントをしぼって大まかに答えるというのが、よくある回答例です。

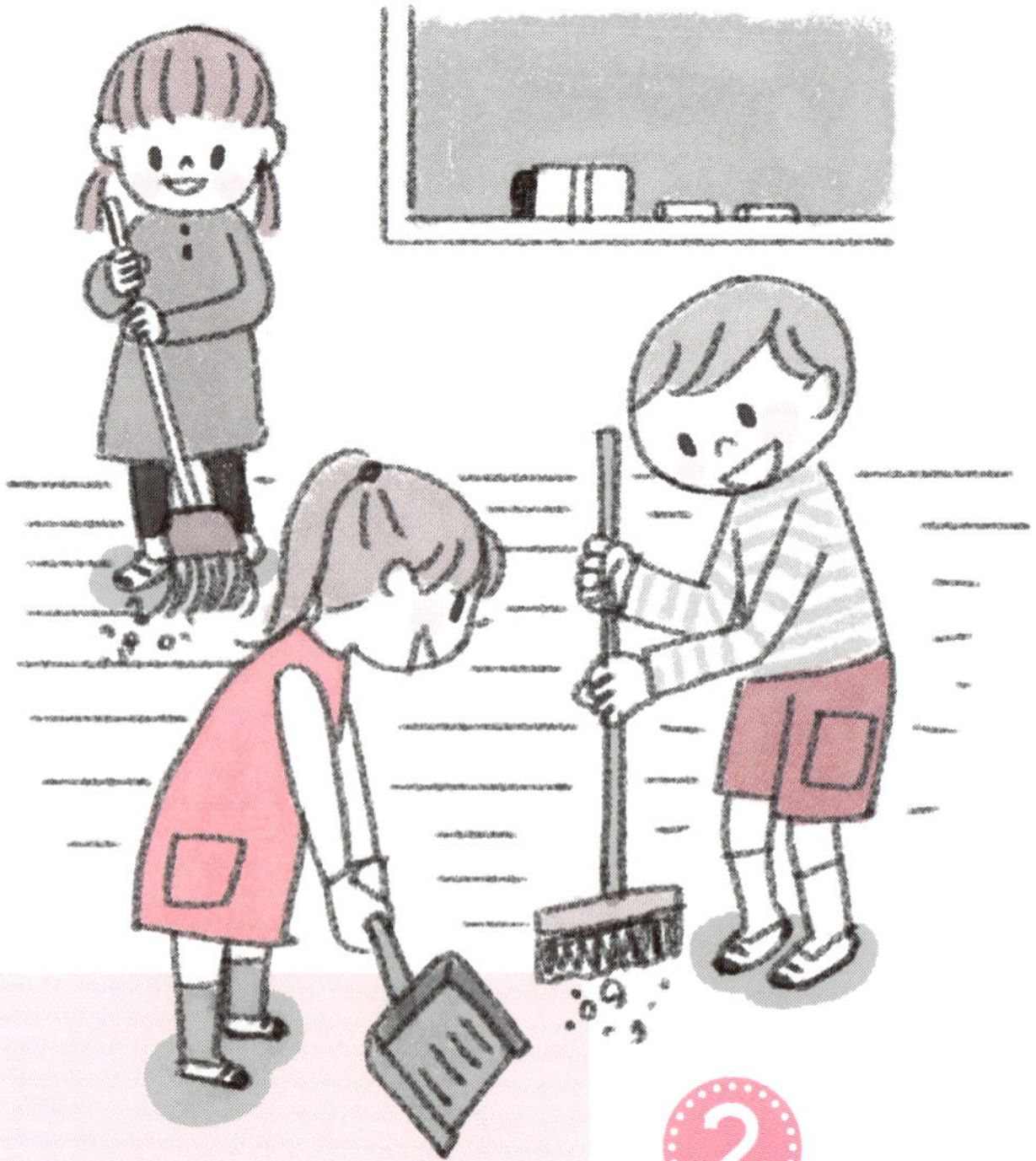

ASD の子は「掃除の時間にモップで紙くずやほこりを集め、ちりとりですくってゴミ箱に入れる」というような、細部の説明にこだわりがち

2の解説

## ASD の子の場合

ASD の子は細部に着目し、朝の会から授業、休み時間、給食、掃除など学校でおこなわれることを、とても詳細に答えたりします。なかには掃除に強い関心をもち、使う道具や手順をこまかく話そうとするような子もいます。

## ADHD の子の場合

ADHD の子はよく考えてから話をまとめて説明するのが苦手です。学校について、思いついたことをとびとびに語り、断片的な情報になってしまう傾向があります。

## LD の子の場合

LD の子にも説明が苦手な傾向があります。語《ご》彙《い》が不足していたり、言葉をすぐに思い出せなかったり、助詞を間違えたりして、とつとつとした説明になります。

# 1

# 会話がすれ違ってしまう子どもたち

発達障害の子は、ほかの多くの子どもとは
発達のスタイルが異なります。
そのために生活面でさまざまな困難が出やすく、
まわりの人のサポートを必要としています。
会話の面では、話が通じているようで通じないという、
とても曖昧《あいまい》で自覚しにくい問題に直面しがちです。

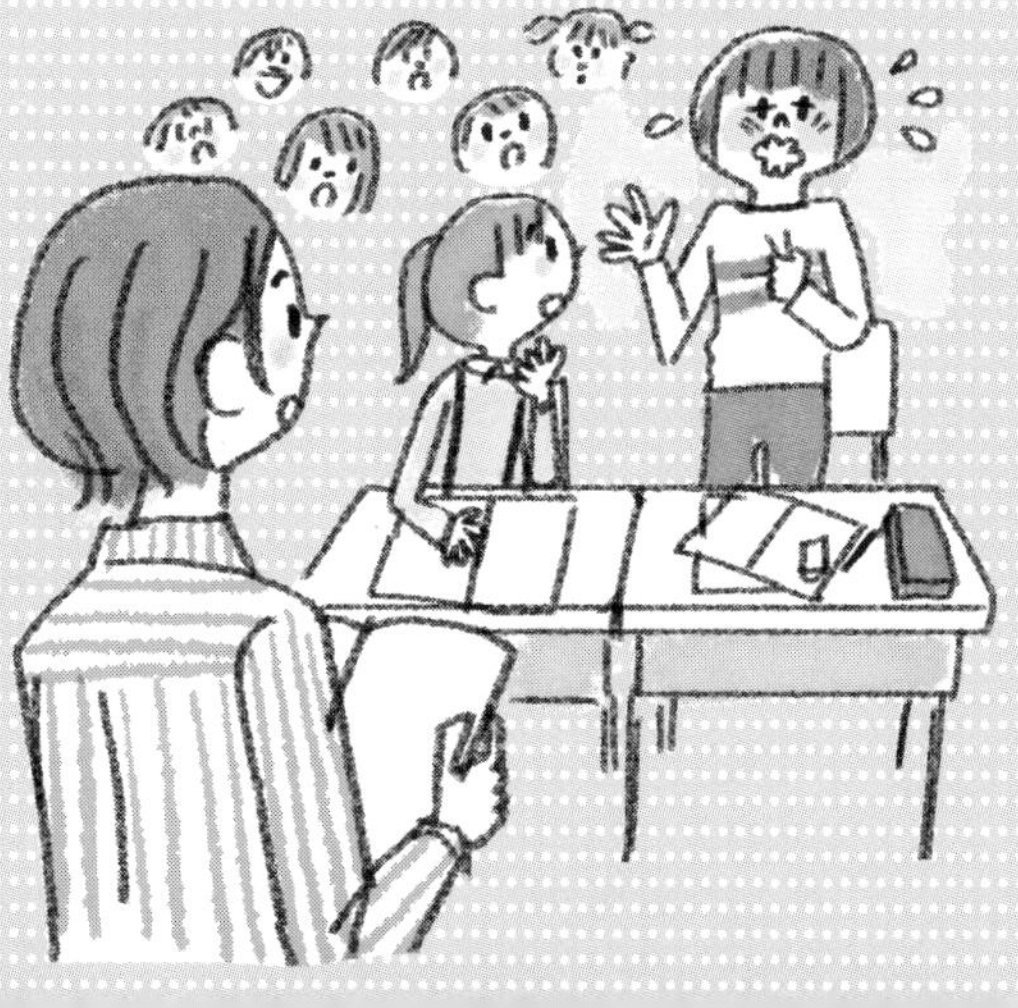

# 子どもが小学校で、友達との会話に苦労していた

## プロフィール

Ａくんは小学３年生の男の子。両親、妹と４人でくらしています。家庭ではおしゃべりで、テレビや動画、ゲームの話をするのが好きなのですが、学校では友達との会話がはずまず、悩んでいます。

**1**

Ａくんは趣味の話を家族に語るのが好きです。話すことに集中しすぎて、相手の受け答えを聞かずに熱弁をふるっていることもあります。

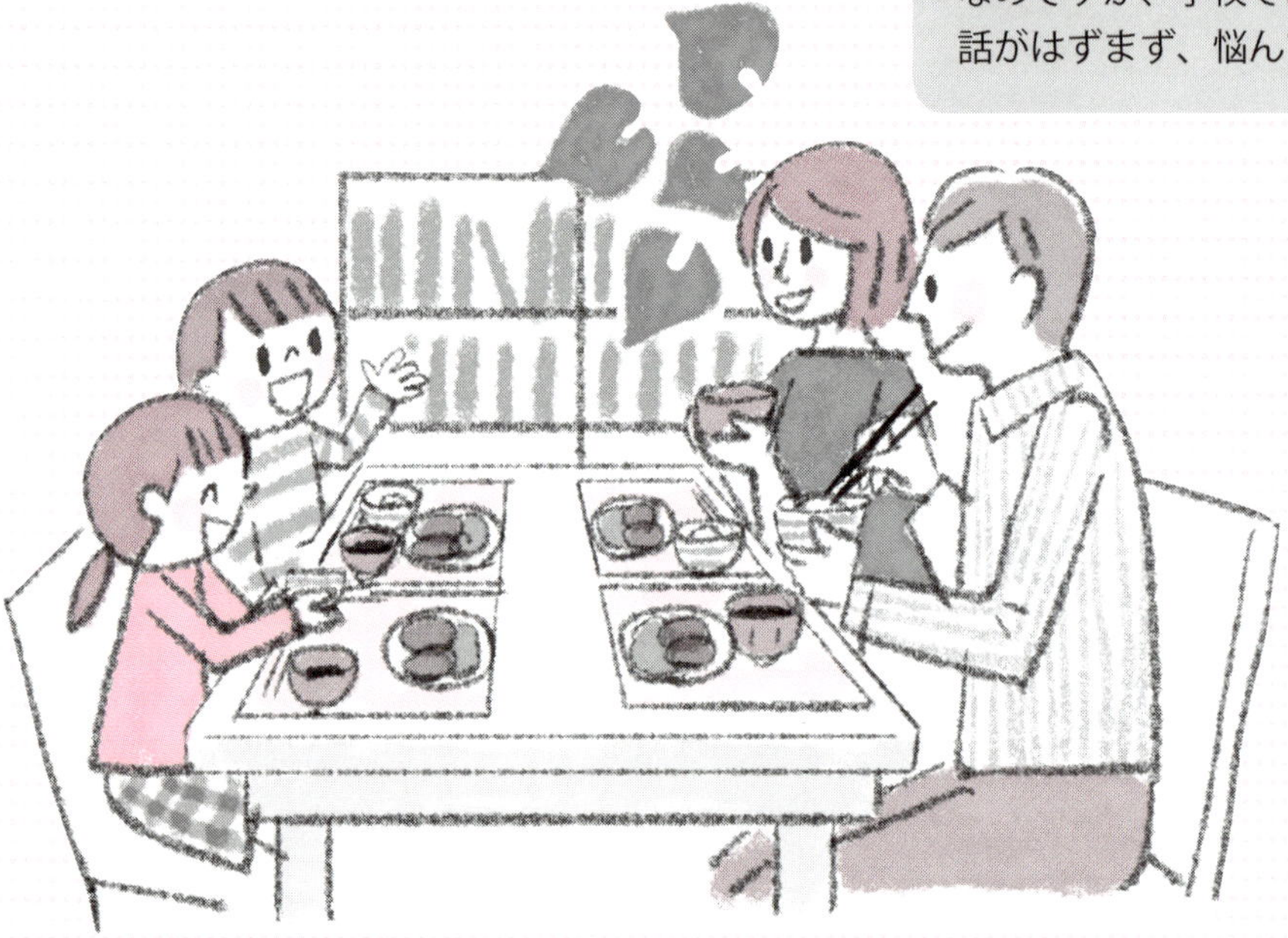

食事どきにはＡくんが好きな動画を家族に紹介し、そのおもしろさを語ったりしている。それで会話がはずむ

**2**

Ａくんがあまりにも情熱的で家族がついていけず、話がすれ違うこともあります。しかし、そういうところも含めて、家族全員で会話を楽しんでいます。

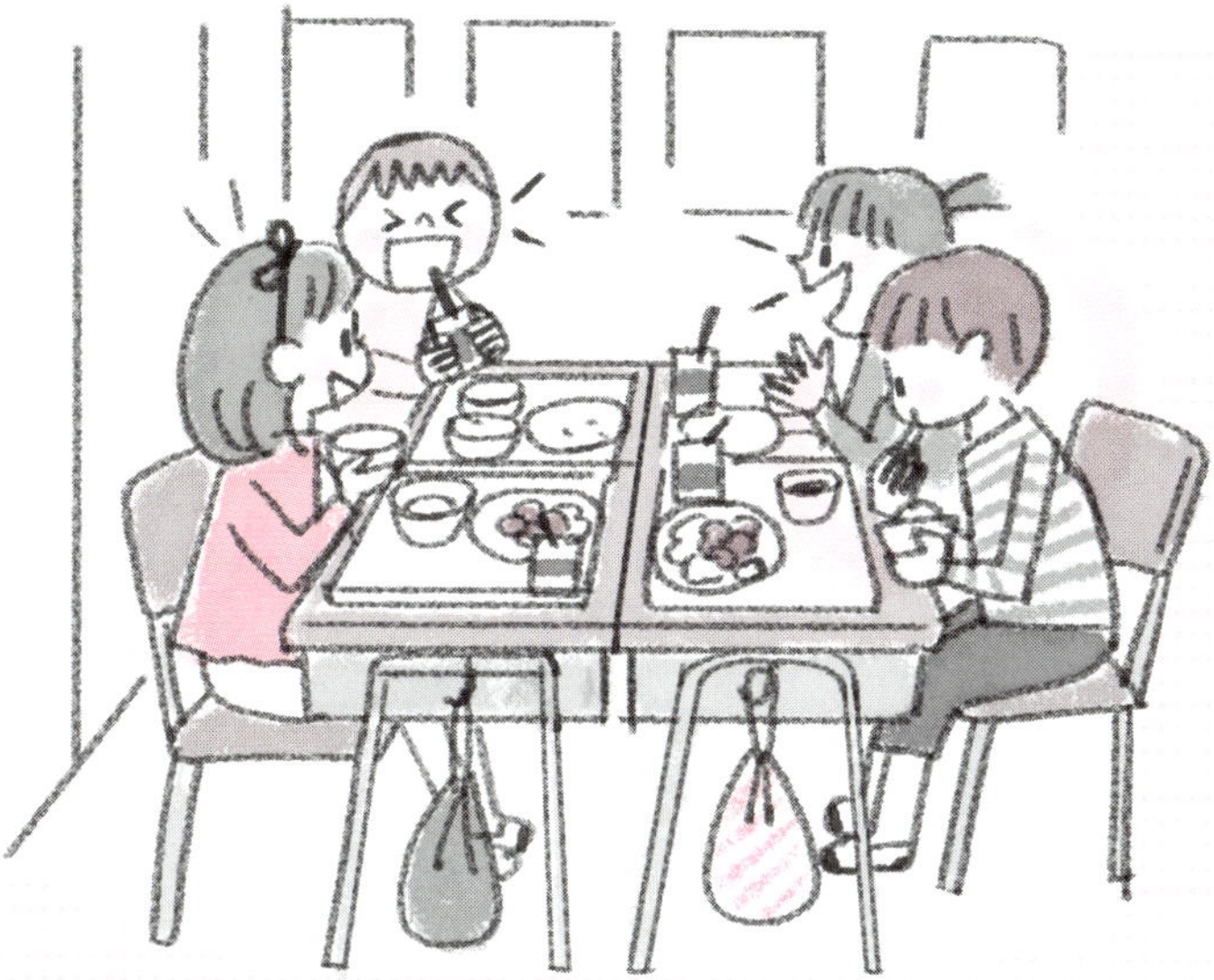

ほかの子の話を聞いたり、その話題をふくらませたりするのが苦手。返事ができず、黙っている

**3** 学校でも同じように話をしたいのですが、過去に趣味を語りすぎて友達に嫌がられてしまったことがあり、Aくんは最近、自分から友達に話しかけようとしません。

**4** Aくんは、学校では自分が話すと場が白け、会話が盛り上がらないと感じています。それがこわくて、給食の時間も黙ってすごしています。

**5** みんながおしゃべりをしているときに黙っているため、友達との関係がなかなか深まっていきません。休み時間も放課後も、ひとりでいることが多くなっています。

話しかけても失敗するという気持ちが強く、ひとりで黙っているほうが楽になってきている

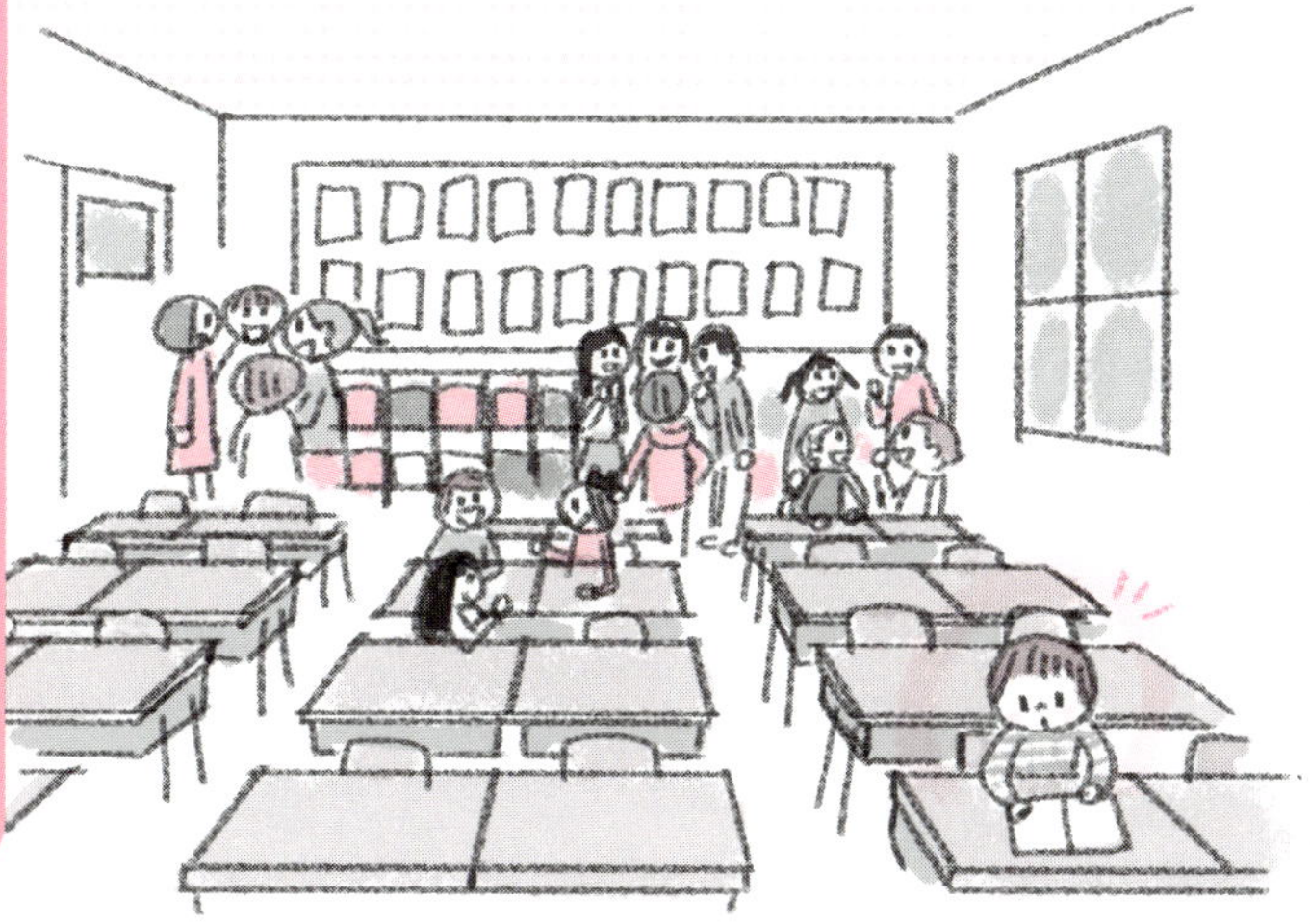

## なぜ学校では苦労するのか

Aくんには「趣味の話を語りすぎる」という特徴があります。それが家庭では個性として輝いていますが、学校では強すぎる個性となっています。学校のように集団行動の多い場では、特徴がまわりに敬遠されてしまう場合があるのです。

この第1章では、会話で極端な特徴が出る子どもたちについて、解説していきます。

# 発達障害の子の「会話力」ユニークなスタイルで育っていくもの

## 話し方のスタイルがユニーク

発達障害の子は、ほかの多くの子（定型発達の子）とは異なるコミュニケーション・スタイルをもっています。それが会話のすれ違いにつながり、悩みのもとにもなるのですが、そのスタイルを否定せず、「ユニーク」なものとして受け止めることが大切です。

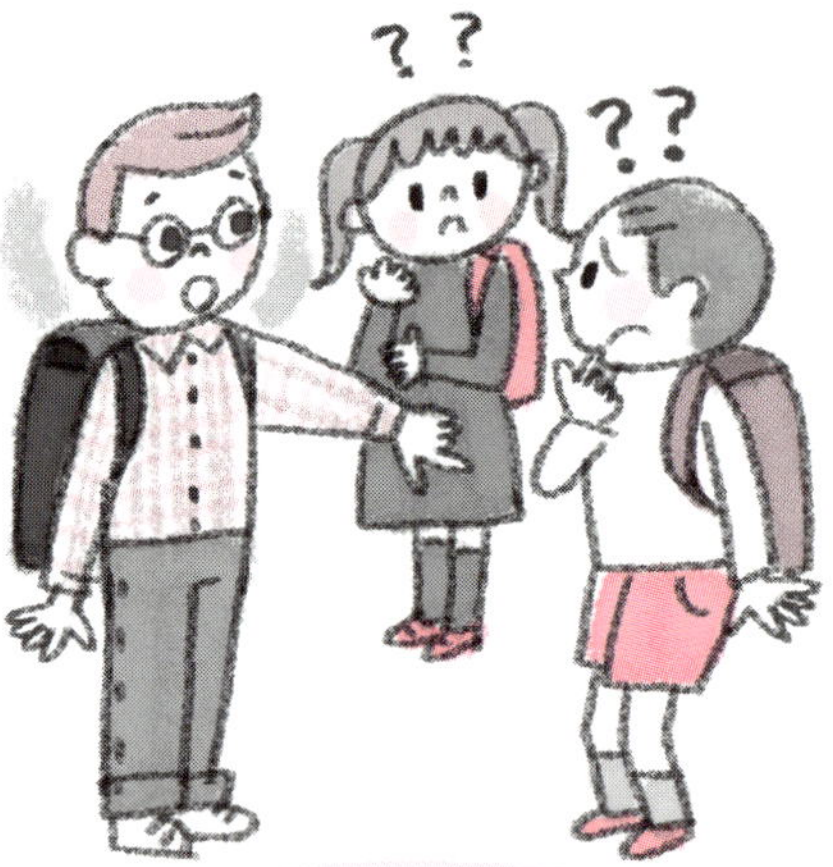

小学生のうちから難しい言い回しを多用するなど、独特のスタイルをもっている

### 会話が苦手

学校の友達など、同年代の子とおしゃべりをするのが苦手。話がすれ違うことがよくある

なぜかというと

### スタイルが違うから

ほかの大多数の子とは感じ方や考え方が違う。そのためコミュニケーション・スタイルも違い、会話に特徴が出る

### ×「ちょっと変」だから直す

まわりが子どものスタイルを「ちょっと変」だと感じて、平均的な話し方に直そうとすると、その子に無理をさせてしまい、「会話力」がなかなか育たない

どう考えればよい？

### ○「ユニーク」だと受け止める

まわりが子どものスタイルを「ユニーク」なものとして受け止め、その子が話しやすくなるようにサポートすると、子どもの「会話力」が育っていく

## スタイルが合えば会話を楽しめる

発達障害の子のスタイルはユニークなだけで、劣っているわけではありません。いつも会話が苦手なのではなく、苦手な場面とうまくいく場面があります。うまくいく場面を増やしていけば、子どもは会話を楽しみながら力をつけていけます。

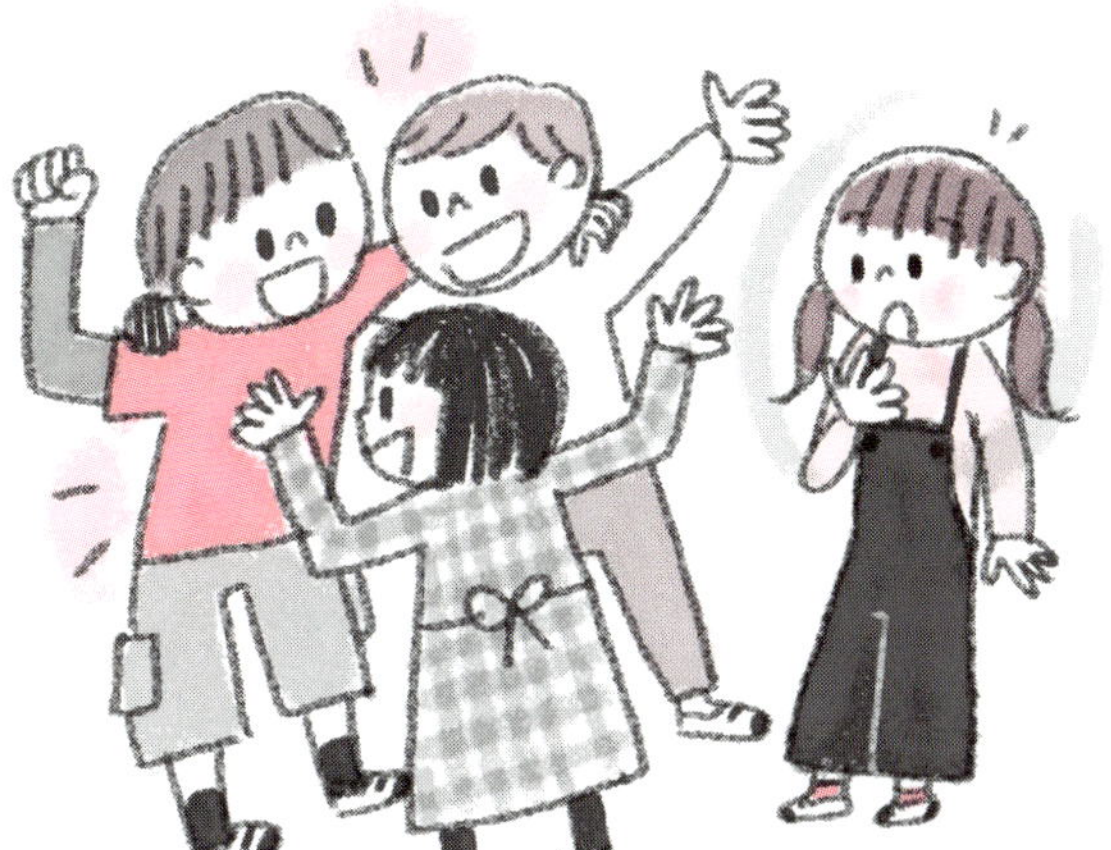

数人の友達とおしゃべりをするのは苦手。スタイルが違うので、話をなかなか合わせられない

### スタイルが合わないから会話がすれ違う

学校の友達など、スタイルの違う相手と話すときには、会話がすれ違いやすい。通じ合うには歩みよりが必要だが、発達障害の子は少数派なので、まわりに合わせてもらえないことが多い

でも……

### スタイルが合えば会話を楽しめる

理解のある家族や趣味の合う人、特徴の似た人など、話し方のスタイルが合う相手とは、会話を楽しめることが多い。そのような相手・場面を増やすことが、会話力アップにつながる

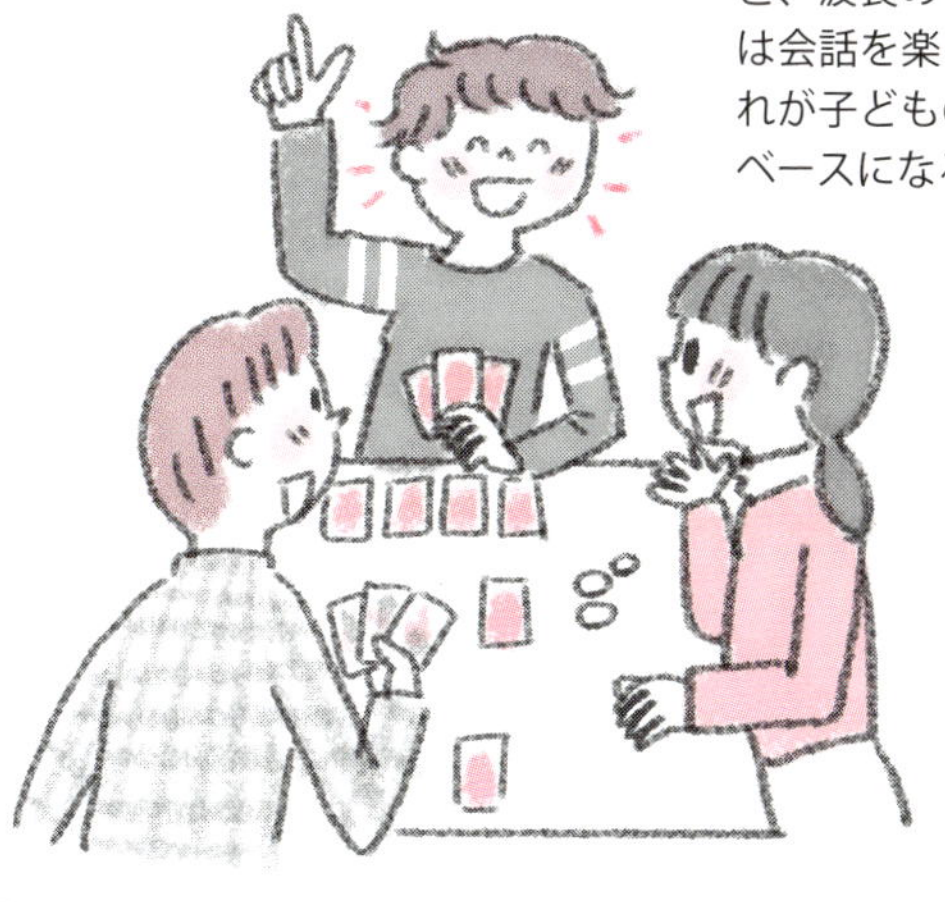

同じ趣味をもつ仲間など、波長の合う相手とは会話を楽しめる。それが子どもの会話力のベースになる

### スタイルの違いとして考えていく

発達障害の子のユニークなスタイルを、ほかの子と比べて「不足している」「かたよっている」と考えるのではなく、ただ「違っている」のだと考えましょう。

ただ違いがあるだけで、その違いに合った育て方をすれば、その子らしいユニークな会話力がしっかりと育っていきます。

# 発達障害の子の「会話力」
# 会話を楽しめるようになることが重要

## その子らしい「会話力」を育てていく

「会話力」というと、一般的には雑談や交渉などをうまくおこなう力としてイメージされがちですが、発達障害の子の「会話力」はそのような総合力ではなく、子どものユニークなスタイルに合った、個性的な力です。

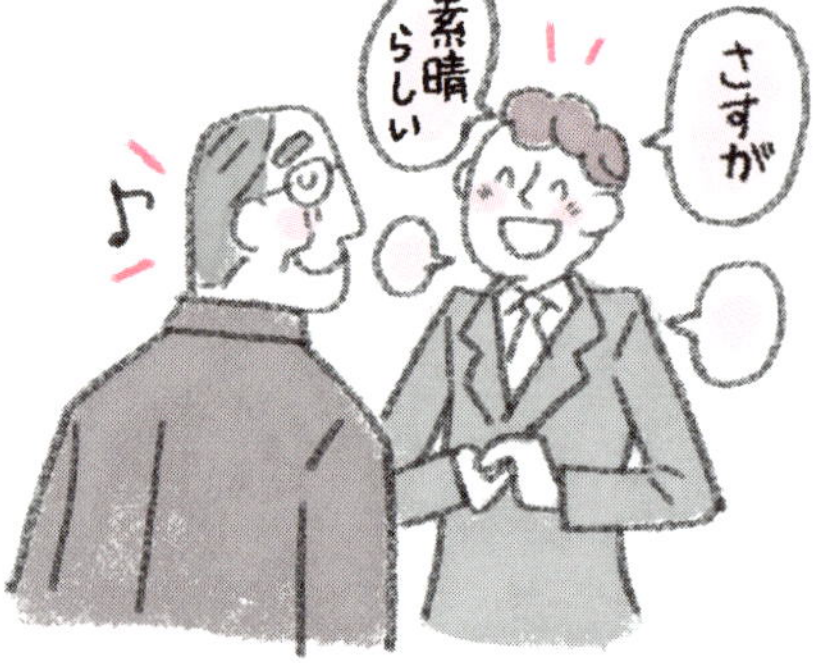


営業職のように、相手に合わせて臨機応変に話すことを会話力としてイメージすると、それが苦手な子を苦しめてしまう

大人は子どもたちにこの「会話力」を求めがち

### 一般的なイメージの「会話力」

多くの人は「会話力」として、上手におしゃべりをして場を盛り上げる力をイメージするのではないでしょうか。

- 誰とでも上手に雑談ができる
- 長時間話していても話題がつきない
- 相手の話を引き出すのがうまい

考えを切り替える

発達障害の子に必要なのはこの「会話力」

### 発達障害の子の「会話力」

この本では、発達障害の子に必要な「会話力」を解説しています。その子の得意な話し方や聞き方で、必要な会話をおこなう力です。

- 日常生活に必要な会話ができる
- 子どもの得意なやり方をベースにしている
- 本人が会話を楽しめている

仲間たちと好きな話題で盛り上がり、楽しくすごす。うまく話すことより話を楽しむことを目標にして、子どもを育てていきたい

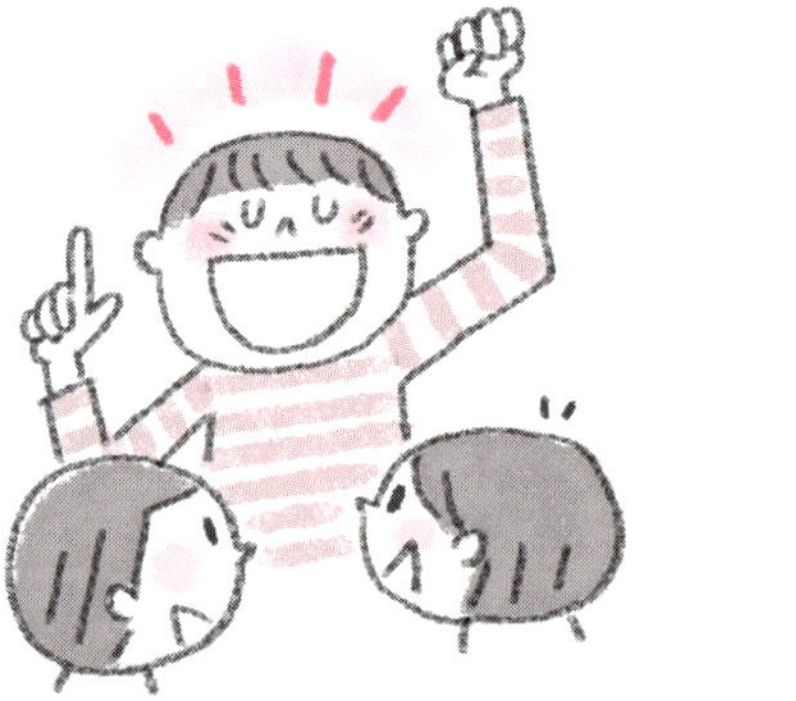

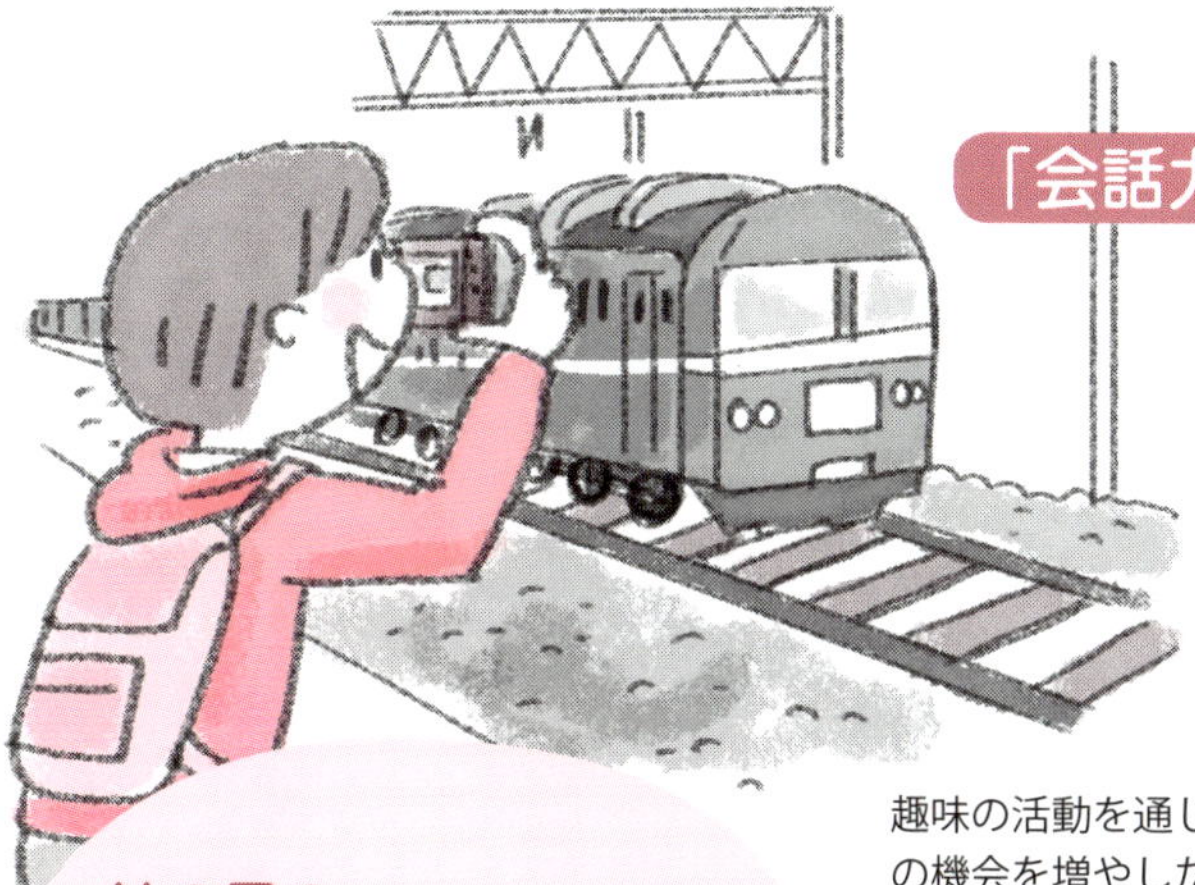

## 「会話力」を育てるための３つのポイント

発達障害の子の個性的な「会話力」を育てるためには、その子が会話に自信をもち、会話を楽しめるように、環境を整えることが有効です。子どもの「やり方」「やりたいこと」「わかりやすさ」を意識して、対応していきましょう。

## 発達障害の子の「会話力」を育てるための３つのポイント

### その子のやりたいことを

趣味や興味など、子どもがモチベーションをもてることを会話にとり入れる。子どもが会話を楽しめる場面を増やしていく

趣味の活動を通じて、会話の機会を増やしたり、会話の幅を広げたりすると、子どもが楽しみながら会話力を伸ばしていける

### その子の得意なやり方で

子どもの話し方や聞き方にクセがあっても否定しない。その子の得意なやり方だと受け止め、それをベースにして会話のスキルを育てていく

### その子にわかりやすく

まわりの人が、子どもにとってわかりやすい言い方、情報の示し方を意識する。それによって子どもの会話への苦手意識をやわらげる

### 話したいという気持ちをなによりも大切に

会話の苦手な子でも、話しやすい相手や場面であれば、自信をもって話し、会話を楽しむことができます。そうして会話を楽しめた子は「もっと話したい」と思い、相手を気づかったり、話し方を工夫したりしはじめます。

会話力の成長には、話し方のテクニック以上に、子どもがそうして会話を楽しむ経験や「話したい」という気持ちが重要なのです。

# ASD（自閉スペクトラム症）の場合 一見、会話になっているようで、話がすれ違う

## ASDとは

Autism Spectrum Disorder、自閉スペクトラム症。発達障害のひとつ。主な特徴は対人関係の困難とこだわりの強さ。会話の面では、言葉の使い方や話題の選び方、受け答えの仕方などに独特のかたよりが出て、話がすれ違うことがある。

### 対人関係の困難

自分の気持ちをうまく伝えること、相手の意図を察することなどが苦手で、対人関係を調整することが難しい

### こだわりの強さ

興味のあるものや自分の好きなやり方へのこだわりが強く、ほかの人に合わせて言動を調整するのが難しい

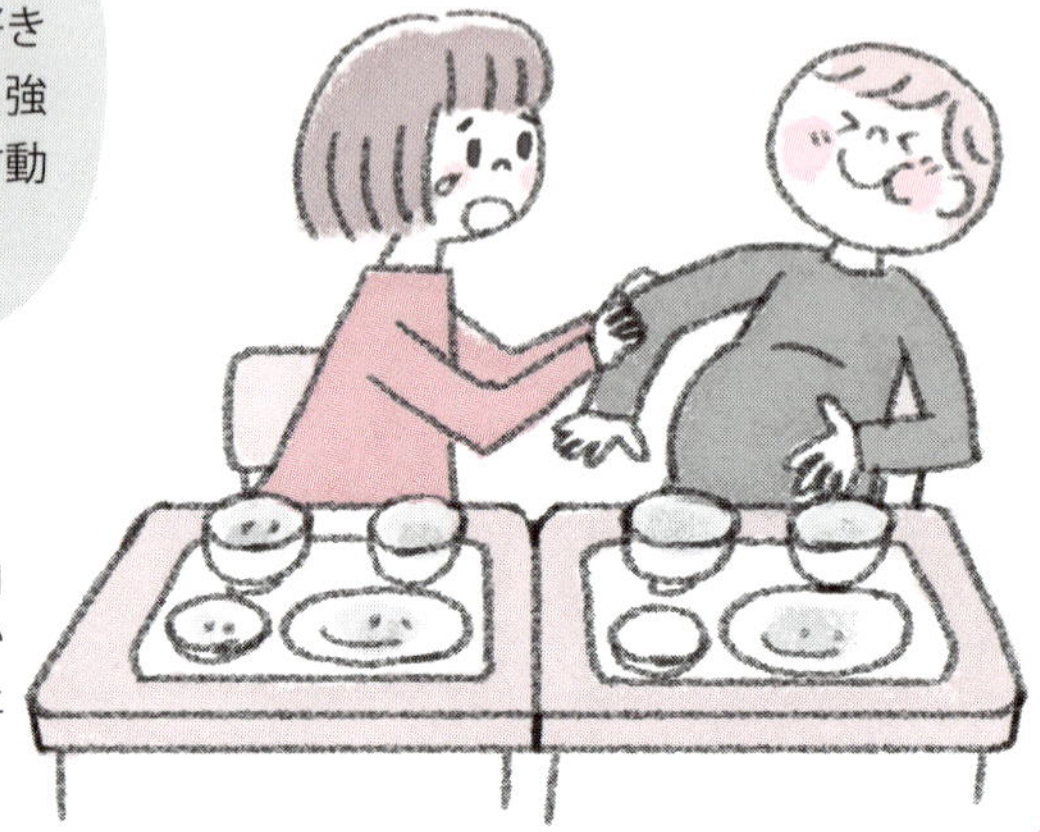

友達が「苦しい、死ぬ～」などと冗談で言っていることを本気で受け止め、混乱したりする

### 微妙な違いが目立ってくる

ＡＳＤの子は、言葉の発達に遅れがなければ、基本的には日常的な会話ができます。

ただ、一見、会話になっているようで、話がすれ違っていることがあります。

多くの子は、自然に人の気持ちに意識を向けることができます。ＡＳＤの子にはそれが苦手で、そのため、ほかの子どもとの微妙な違いが目立ってくるのです。

学校で先生や友達と話しているときなどに、会話が一方向的になりやすく、それがさまざまな困難や悩みにつながります。

微妙なすれ違いをフォローするための支援が必要です。

## すれ違いへのサポートが必要

ASDの子は会話で意識するポイントがほかの多くの子どもとは違うため、話がすれ違ってしまいがちです。話の流れや話し方などの理解をサポートする必要があります。

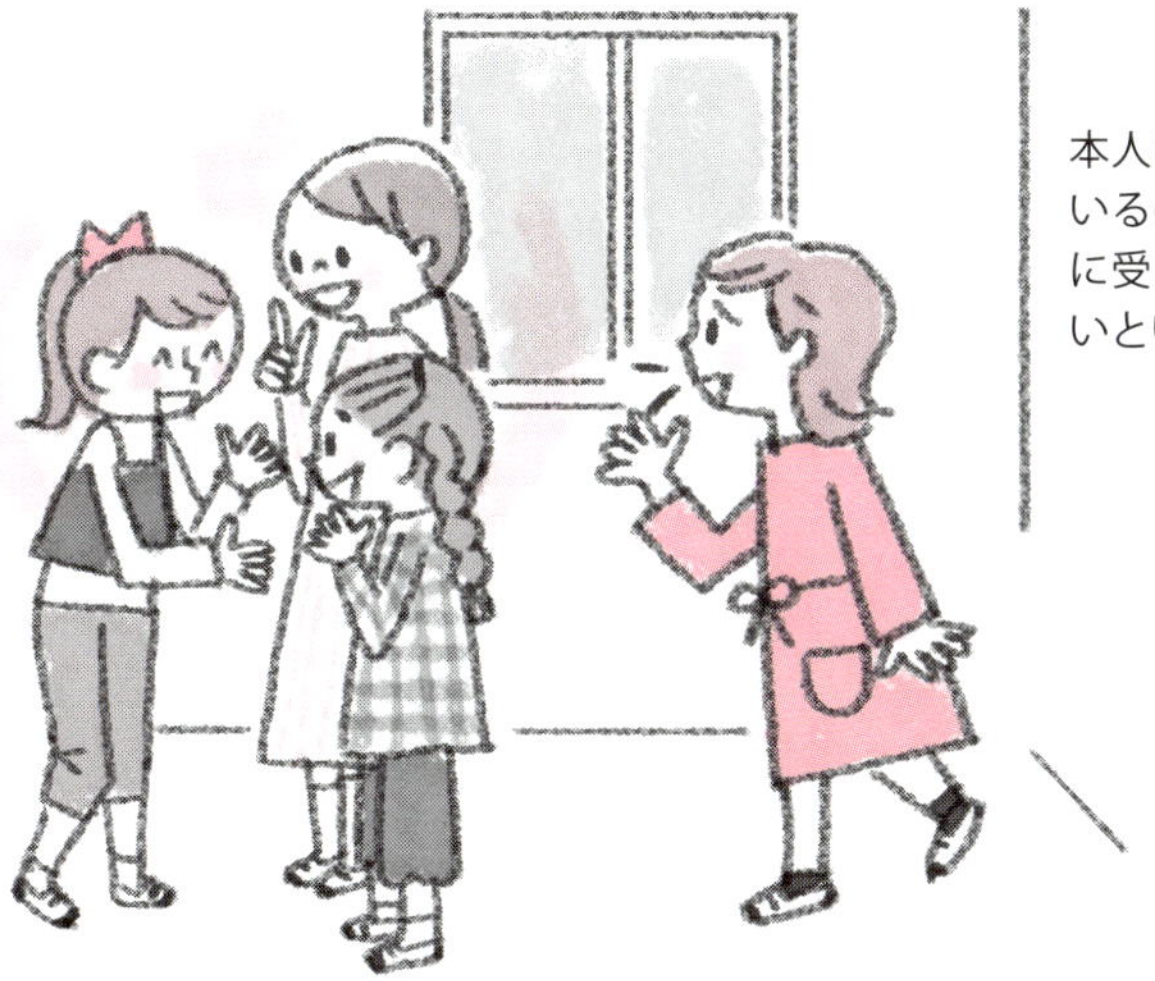

本人は一生懸命話しているのに、それを相手に受け止めてもらえないという悩みがある

**背景**

### 感じ方・考え方が違う

ASDの子には、人の気持ちよりも言葉や事実に意識が向きやすいなどの特徴がある

**悩み**

### 会話がちょっとすれ違う

相手の様子をみながら発言を調整するのが苦手で、マイペースな会話になりやすい。言葉の意味や言い回しにこだわる子もいる。受け答えがすれ違う

**対応**

### 子どもの特徴への理解と配慮が必要に

まわりの人がASDの子のこだわりを個性として尊重するとともに、「空気を読む」「話し方を調整する」などその子の苦手な面を補って、会話力が育ちやすい環境をつくっていく

### 作文でも文脈でつまずきが出る

話し言葉だけでなく、作文などの書き言葉でも、文脈でつまずきがみられることがあります。

内容が作文のテーマからずれていたり、本人の興味や知識が優先され、重要な説明がはぶかれていたりして、第三者が読むとなにを伝えたいのかよくわからないものになることがあるのです。

その場合は、写真などを使って作文の仕方を支援することができます（P80～85参照）。

# ＡＳＤ（自閉スペクトラム症）の場合「心の理論」など３つの認知機能が育ちにくい

## そもそも認知機能とは

りんごを手にとって「りんご」「果物」「赤い」と感じとるように、ものをそれがなんであるか把握するときの心の働きを認知機能といいます。

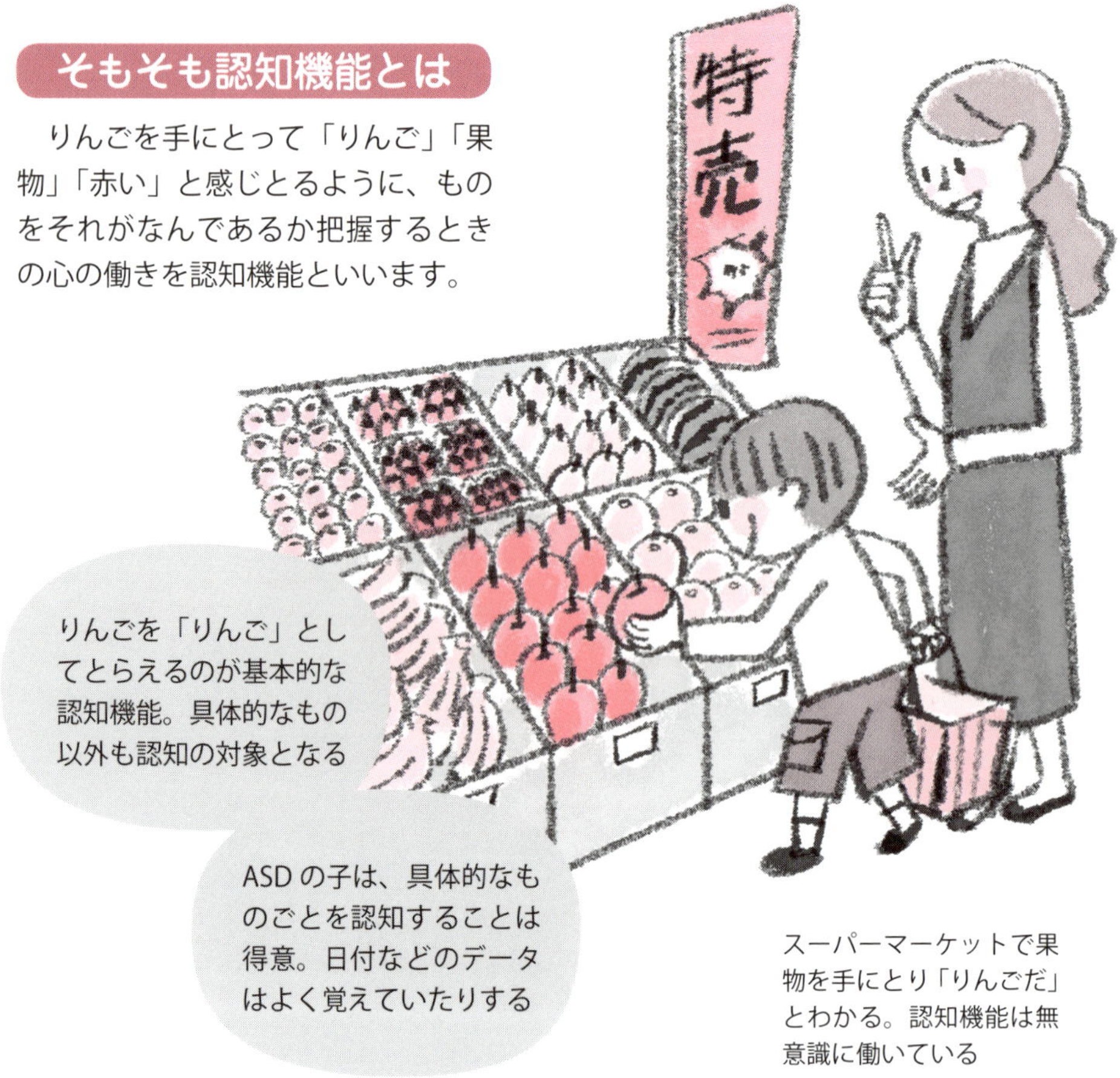
特売
りんごを「りんご」としてとらえるのが基本的な認知機能。具体的なもの以外も認知の対象となる
ASDの子は、具体的なものごとを認知することは得意。日付などのデータはよく覚えていたりする

スーパーマーケットで果物を手にとり「りんごだ」とわかる。認知機能は無意識に働いている

## すれ違いの背景は主に３つある

Ｐ19で解説したように、ＡＳＤの子は会話を調整するのが苦手です。その背景には、３つの認知機能が関わっています。話のすれ違いを３つの機能で考えていくと、原因が理解しやすく、対応するときの参考にもなります。

話の要点が理解できていない場合には「中枢性統合」の働きが関連しています。話す内容をうまく整えられないのは「実行機能」の問題。そして、話し相手の意図に気づきにくいのは「心の理論」が育ちにくいからです。

会話のなかでもとくに苦手としているのはどの部分か、子どもの話し方をよくみてみましょう。

## 育ちにくい認知機能がある

認知機能はりんごのように具体的なものだけでなく、人の気持ちや話の流れといった抽象的なものも対象としています。認知の働きは複雑で、そのなかには、ASD の子にとって育ちにくい部分もあります。

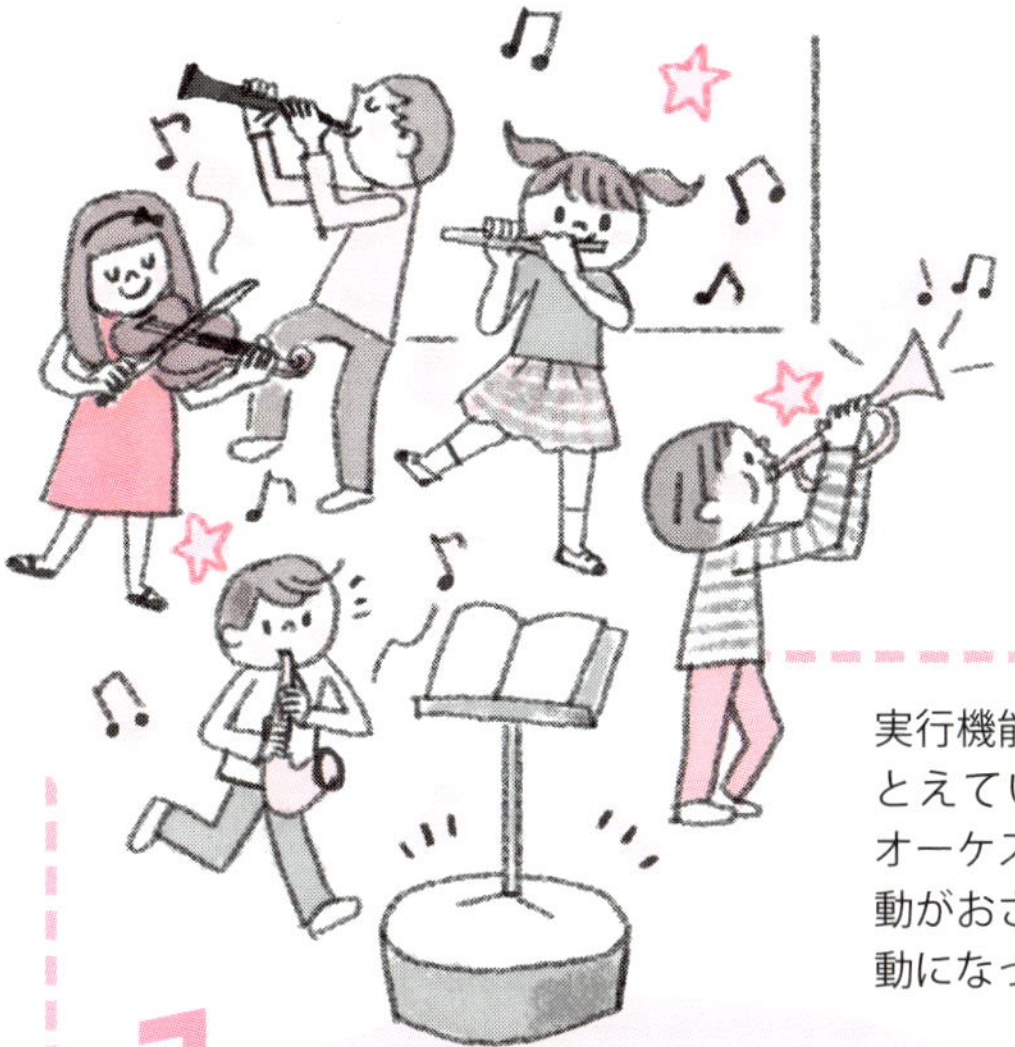

実行機能が弱いというのは、たとえていえば指揮者のいないオーケストラのようなもの。衝動がおさえられず、計画的な活動になっていかない

抽象的なものを認知すること、情報を取捨選択することなど、複雑な認知機能もある

複雑な認知機能を場に合わせて働かせることが、ASD の子には難しい。ADHD の子や LD の子にも、認知機能の弱い子がいる

### 1 衝動をおさえ計画を立てる
### 実行機能

衝動をおさえ、計画を立てて実行するための認知機能。ASD の子はこの機能が働きにくく、場をみて次の行動を適切に選択するのが難しい

サポートの方法は P58 参照

### 2 必要な情報を整理する
### 中枢性統合

視覚や聴覚などから入ってくる刺激を取捨選択して、必要な情報を整理する認知機能。ASD の子はこの機能に弱さが出やすい

サポートの方法は P60 参照

### 3 心の状態を読みとる
### 心の理論

自分や人の心の状態を読みとる認知機能。ASD の子はこの機能が育ちにくい。相手の意図を読みとることに苦労する

サポートの方法は P62 参照

Point

### 臨機応変が難しい

ASD の子も 10 歳頃になれば状況をじっくり観察し、論理的によく考えることで、相手の意図をある程度理解できます。認知する力がないわけでありません。難しいのは直観的に認知し、臨機応変に行動することです。

2ページでわかる

# ASDの理解に欠かせない「心の理論」課題とは

## 心の理論の発達度を調べる課題

ASDの子は心の理論の機能が発達しにくいといわれています。その発達度を調べるための指標として、いくつかの心の理論課題があります。それらの課題を通して、人の心を読みとる機能がどの程度発達しているか、わかります。

### 心の理論

信念や意図など、他者の心の状態を認知する機能。Theory of Mindの日本語訳。コミュニケーションに重要な役割を果たす。多くの研究者がこの理論の発達度を調べる課題を開発している。以下のような課題がある。

### 課題の例

1. **サリーとアン課題**
場所置き換え型の一次誤信念課題。詳細は左ページ参照。

2. **スマーティー課題**
中身すり替え型の一次誤信念課題。同じ状況だと他人も自分と同じように考えることがわかるか？

3. **ジョンとメアリー課題**
二次誤信念課題。「『Aさんの考え』についてのBさんの考え」がわかるか？

4. **ストレンジ・ストーリーズ「罪のない嘘」課題**
相手を気づかう優しい気持ちから言った嘘の意図がわかるか？

5. **妨害と欺《あざむ》き課題**
わざと事実と違うことを言って悪者を欺き、難を逃れることができるか？

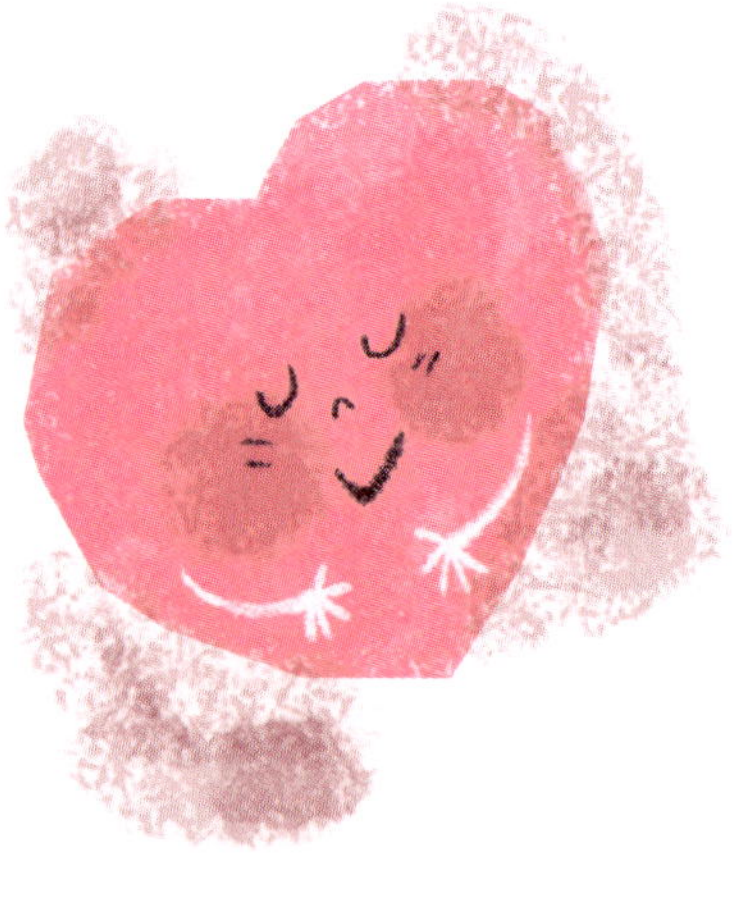

心の理論の機能が発達すると、人の気持ちがわかるようになっていく

## ASD の子は心の理論がゆっくり育つ

多くの研究から、ASD の子は心の理論の機能がほかの子に比べてゆっくりと育つことがわかっています。

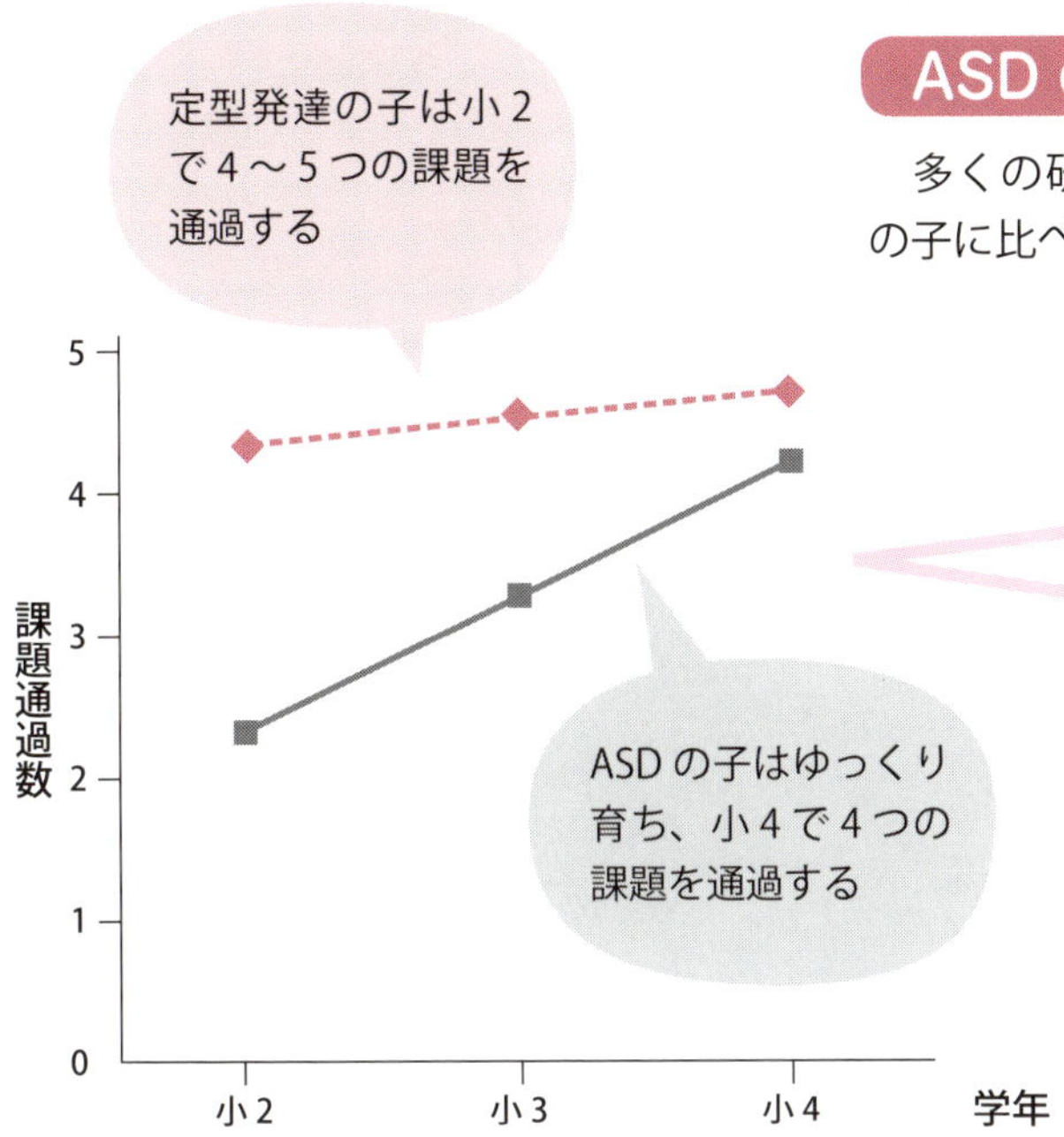
定型発達の子は小 2 で 4 ～ 5 つの課題を通過する
ASD の子はゆっくり育ち、小 4 で 4 つの課題を通過する
課題通過数
5
4
3
2
1
0
小 2
小 3
小 4
学年

### 心の理論課題の成績の変化

右ページの 5 つの課題をもとにした日本版の課題を使って、子どもの課題通過数（理解度）を調べた結果。定型発達の子と ASD の子では、とくに小 2 ～小 3 の時期に理解度の違いがみられた

藤野博ほか「学齢期の定型発達児と高機能自閉症スペクトラム障害児における心の理論の発達――アニメーション版心の理論課題 ver.2 を用いて――」（東京学芸大学紀要）より引用

### たとえばサリーとアン課題では

さまざまな心の理論課題がありますが、なかでも代表的なものが「サリーとアン課題」です。この課題に、ASD の子の困難が現れやすいといわれています。

サリーがボールを箱にしまって出かけたあと、アンがそのボールをバッグに入れ、置き場所を替えた場合に、その後のサリーの行動がどうなるかを考えるという課題です。

**Q1** ボールはいま、どこにありますか？（事実の確認）

**Q2** ボールは最初、どこにありましたか？（記憶の確認）

**Q3** サリーがまたボールで遊ぼうと思ったとき、箱とバッグのどちらを探すでしょうか（信念の理解）

左の調査からサリーとアン課題の通過度をみると、定型発達の子では小 1 で 90％以上がこの 3 問を通過した（理解できた）のに対して、ASD の子は小 2 で 60％台、小 3 で 80％台、小 4 で 90％台となりました。ASD の子では心の理論の発達が平均に比べてゆっくり進むことがわかります。

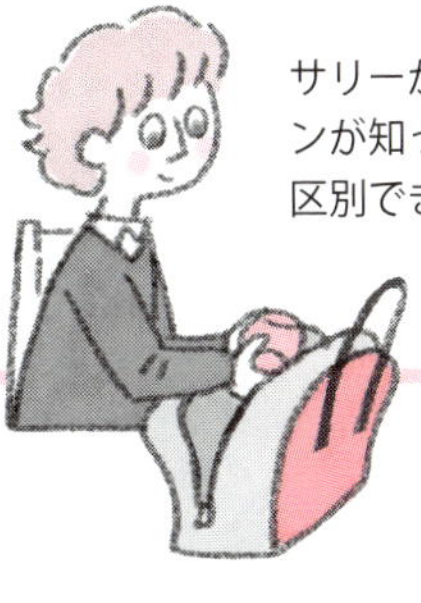

サリーが知っていることとアンが知っていることの違いを区別できるかという課題

### 心の理論は双方向的なもの

相手の意図を読みとってコミュニケーションをすることは本来、双方向的な行動です。心の理論もまた、双方向的なものとして理解することが大切です。

ASDの子が心の読みとりを苦手としているときに、その子の発達の遅れだけを原因としてはいけません。その子に適した伝え方をしていない、相手の側にも原因があり、その伝え方を見直すことが、会話力アップにつながります。

やってみよう！

# 1枚のカードでできる「視点の違い」実感テスト

## やり方

カードを使って、簡単なテストをします。自分にみえているものと相手にみえているものを区別するテストです。このとりくみはASD研究者のパトリシア・ハウリンらが開発したプログラム（P87参照）をもとにしたもので、「心の理論」の発達につながります。

**1**

2枚の絵を使ってカードをつくります。サイズは自由です。絵の内容も、動物でも乗り物でも、なんでもかまいません。2枚を背中合わせに貼りつけて、両面に絵のあるカードにします。表と裏で絵の向きを合わせるのがポイントです。

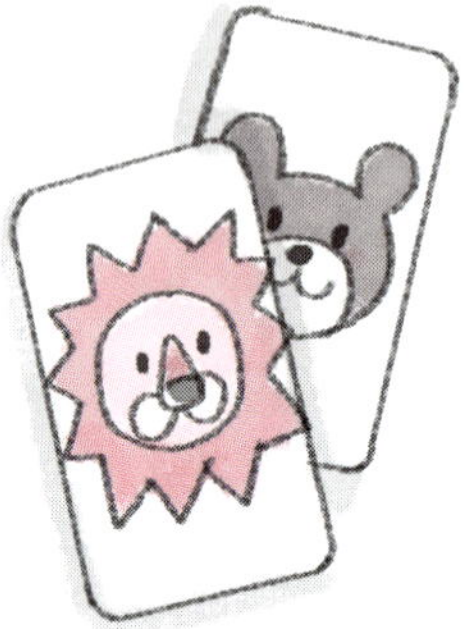

自分たちで描いても、好きな絵を印刷してもよい。ライオンとクマのように、子どもがすぐにわかる絵にする

**2**

子どもにまず絵カードの両面をみせたうえで、どちらかの面をみせます。そして「なにがみえる？」と聞きます。子どもが正しく答えられたら、次に「私にはなにがみえると思う？」と聞きます。

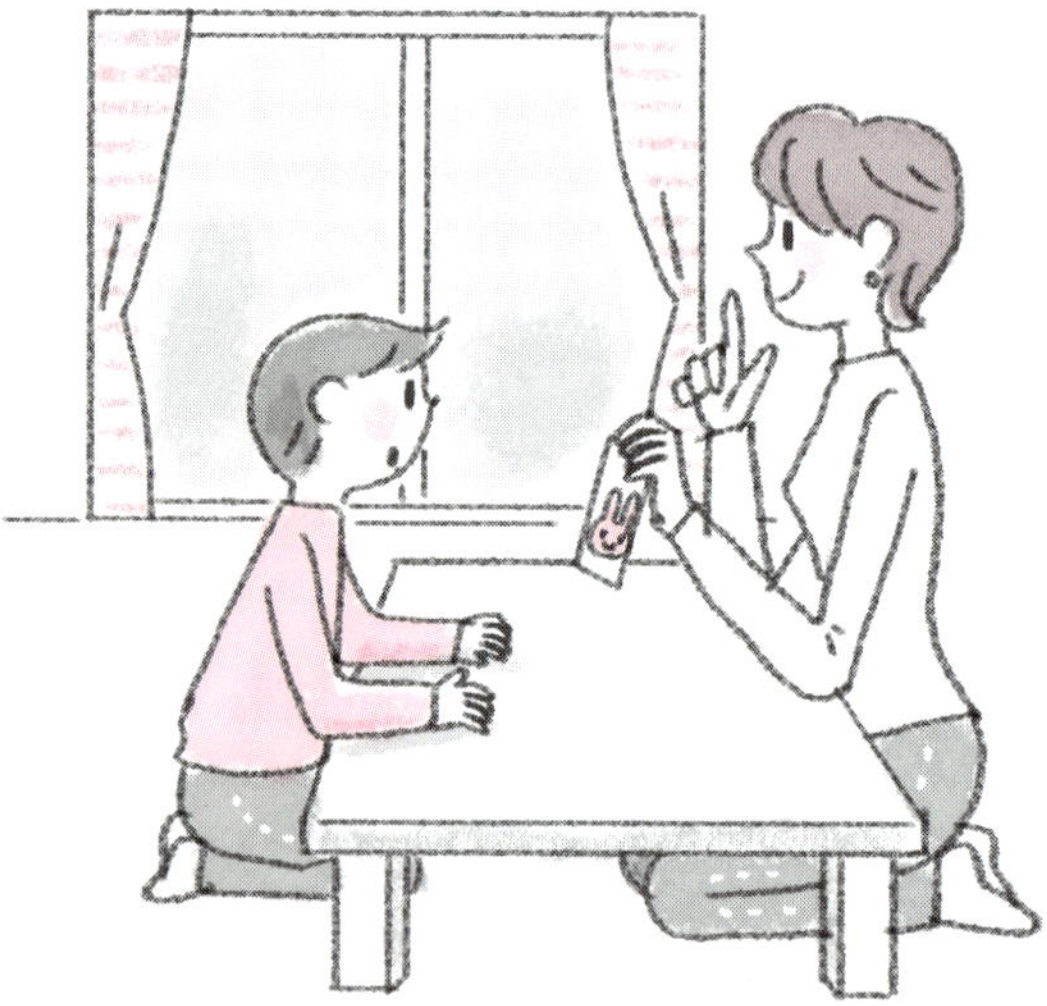

簡単な質問のようだが、これが相手の立場でものを考えることの基本。視点の違いが実感できる

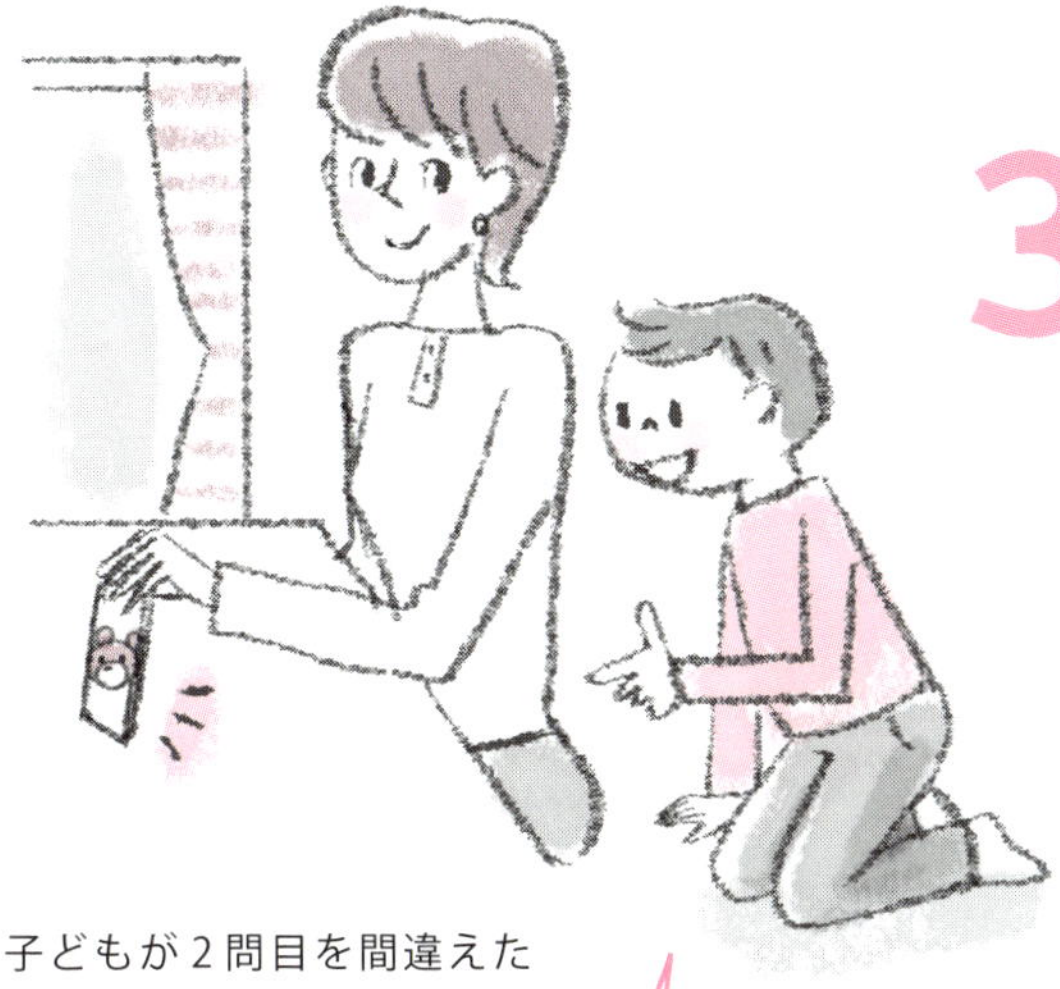

子どもが2問目を間違えたら、こちら側にきてカードをみるようにうながす。視点の違いを具体的に実感できる

**3**

多くの子が2つの質問に正答できますが、小学1年生前後でASDの特性が強い子の場合、自分がみているものを相手もみていると考え、2つの質問にどちらも「ライオン」などと、同じことを答える場合があります。

**4**

絵の内容は共通にして、表と裏で向きだけを変えると、テストの難易度が上がります。また、日常生活のなかで子どもと向かい合って座ったとき、左右を意識させるような問いかけをすることでも、同様の体験ができます。

**Point**

年齢や発達の程度によっては、両面の絵カードでは簡単すぎてテストにならないこともあります。その場合はP86～89のテストも試してみてください。

## 自分と相手の視点の違いがわかる

シンプルなテストですが、これが視点の違いの基本形です。このようなテストを通じて、子どもは自分と相手の視点の違いを実感でき、家族や先生はASDの子の感じ方を理解できます。

食器をとってもらうときに、左右をあえて言葉にする。親からみて左側のものが、子どもにとっては右側にあることを実感する経験に

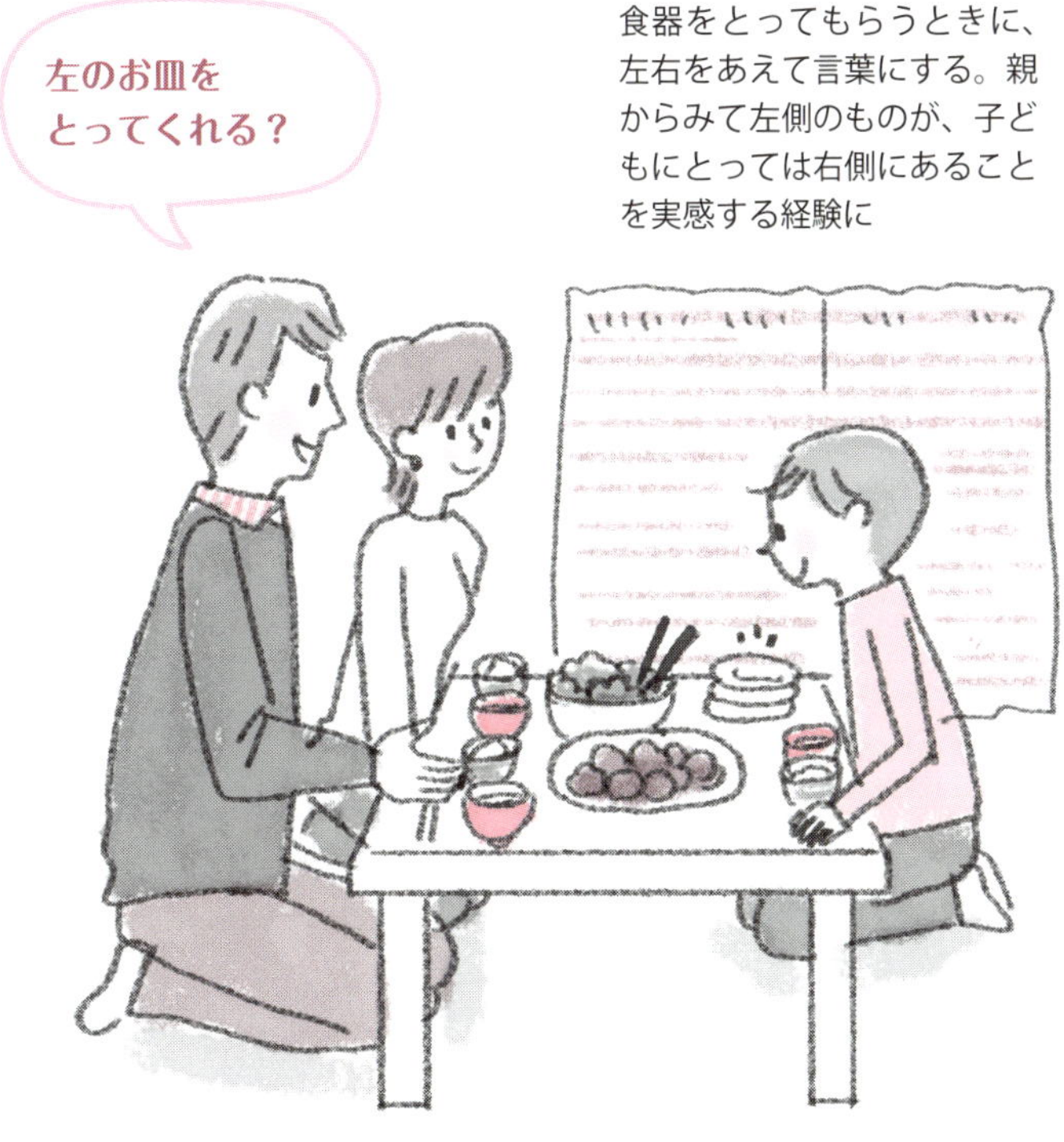

# ADHD（注意欠如・多動症）の場合 気が散りやすく、話を最後まで聞くのが苦手

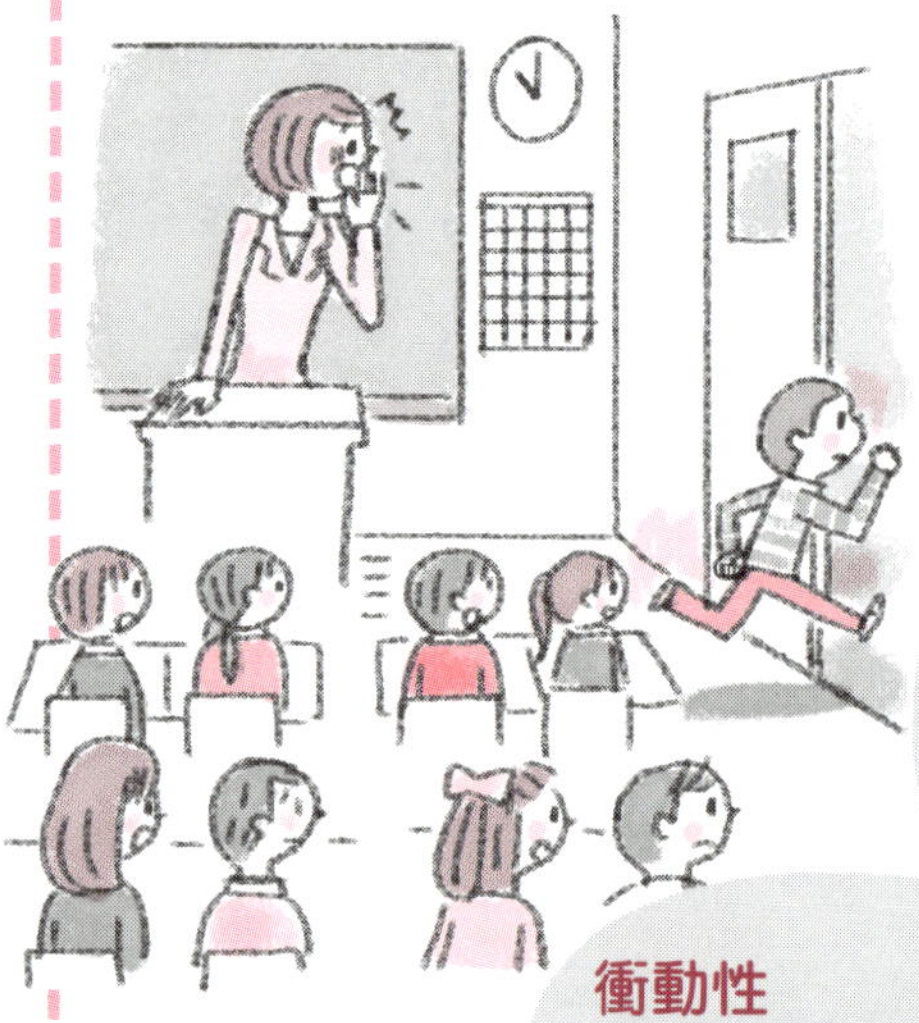

先生の話の途中なのに動き出してしまい、重要なことを聞き逃したりする

## ADHDとは

Attention-Deficit / Hyperactivity Disorder、注意欠如・多動症。発達障害のひとつ。主な特徴は多動性・衝動性・不注意。会話の面では、話すのも聞くのも落ち着きがなく、内容が抜けたりもれたりしやすい。

**多動性**

動きが多くて落ち着きがない。話し出すとなかなか止まらない子もいる

**衝動性**

思いついたらすぐに動く。話題がとびやすい。人の話に割りこむこともある

**不注意**

ミスや見落としが起こりやすい。会話では聞きもらすことが多い

## 会話はできるが抜けやもれが多い

ＡＤＨＤの子は、言葉の使い方や相手との関係を理解することにはそれほど困りません。ＡＳＤの子どもとは、会話で困難を感じる部分が違います。

　ＡＤＨＤの子の場合、理解よりも、実際に会話をすることが悩みにつながります。気が散りやすいため、落ち着いて話したり聞いたりすることが苦手なのです。

　会話の内容に抜けやもれが出やすく、話が相手に伝わらないときや、聞いたことを理解できていないときがあります。本人も家族や先生などまわりの人も、話が伝わったと安易に判断せず、相手に確認すると、すれ違いが減ります。

## ポイントをしぼる手助けを

ADHDの子には、話すときにも聞くときにも、ポイントをしぼる手助けが必要です。話がずれて伝わらないよう、要点を確認しながら話しましょう。

**背景**

### 感じ方・考え方が違う

ADHDの子はじっと座って待っているのが苦手。自分のタイミングでどんどん話したいタイプ

**悩み**

### 話の順序や要点がつかめない

自分で話すときにも人の話を聞くときにも、順序や要点がなかなか意識できない。気が向いたところに意識が集中し、話が断片的になったり前後したりする

**対応**

### 話のポイントをまわりの人が補足する

まわりの人はポイントをしぼって話す。本人は頭に浮かんだことをそのまま話すので、説明がなかなかシンプルにならない。まわりが要点を補足し、確認しながら会話を進めていく

ペットの話がファッションに変わり、友達の話に移っていく。まわりの人はなかなかついていけない

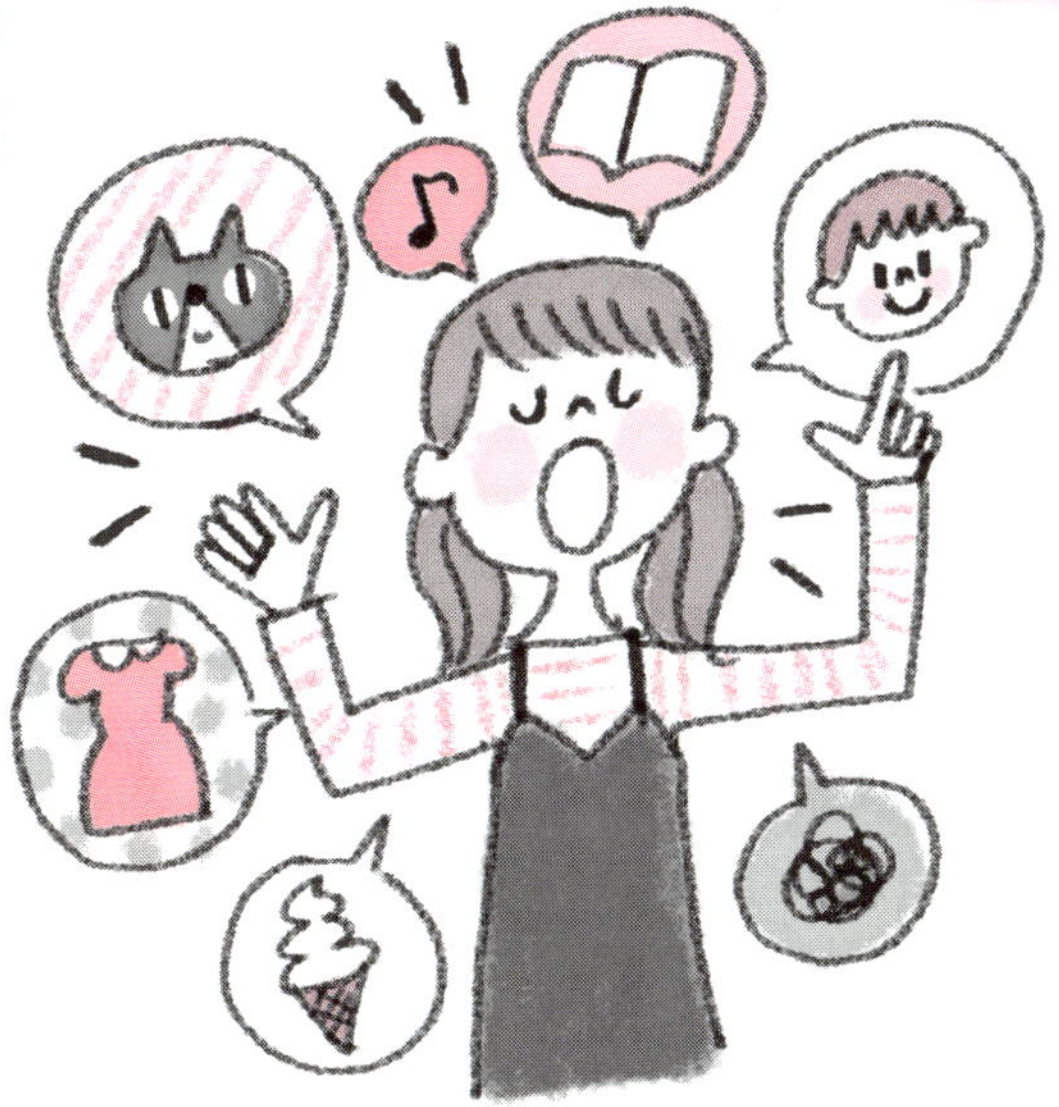

### ASDと併存する場合がある

ADHDの子にはASDが併存していることがあります。

相手の意図を読みとることが苦手で、そのうえ思いつきの発言が多くなり、友達をよく怒らせてしまうという悩みを抱える子もいます。その場合、どちらの特性にも配慮が必要です。

診断名にとらわれず、子どもの特徴に合わせて対応しましょう。

## LD（学習障害）の場合

# 言葉の発達の遅れによって、会話が苦手になる子も

### LDとは

Learning Disorders、学習障害。発達障害のひとつ。主な特徴は学習面の困難。子どもによって苦手になるところが違う。会話が苦手になる子もいる。

**読み書き計算が苦手**

読む・書く・計算するという学習能力のうち、一部が極端に苦手になる。その影響で語彙が増えにくくなったりする

**会話が苦手な子も**

話し言葉の習得に遅れがあり、それによって話す・聞くといった会話のスキルが育ちにくくなってしまっている子もいる

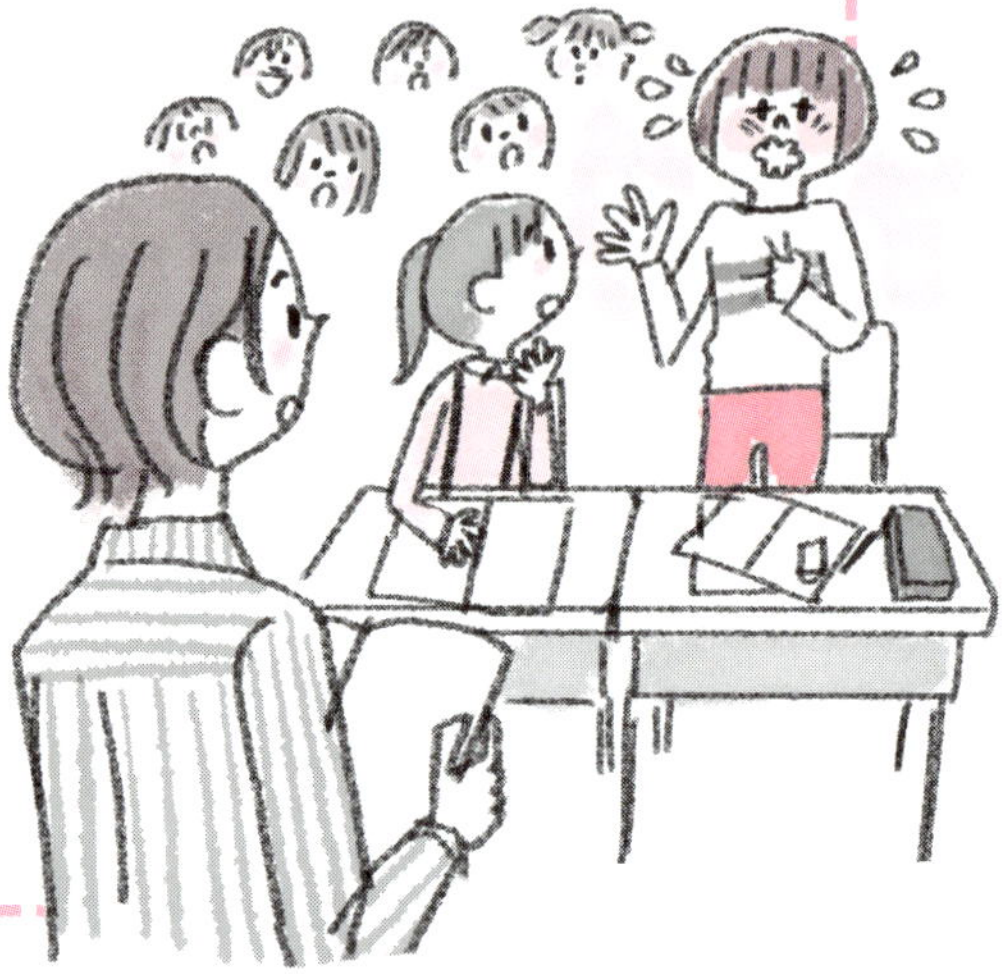

言葉を選ぶことに手間どってしまい、話をうまく続けられなくなる

### スピーディな会話に対応するのが難しい

LDの子は読み書きの発達が遅れがちです。言葉そのものの習得が遅い場合が多く、それが会話にも影響していきます。

学習能力の一部に困難があるため、語彙が増えにくく、話し相手のペースに合わせて適切な言葉や文章をくり出すことが、なかなかできません。

スピーディな会話にはあまり参加できず、単語で簡単に受け答えするだけでも精一杯という状態になることもあります。

彼らが参加しやすいシンプルな会話をおこなうこと、本人の得意とする方法で語彙や構文を補っていくことが必要です。

## 理解を補うサポートを

一般的な会話ではテンポが速すぎて言いたいことが言えず、人の話を理解するのも簡単ではありません。内容をシンプルにすること、話し言葉以外の情報を活用することで、話の理解を補いましょう。

背景

### 感じ方・考え方が違う

LD の子は言葉の理解や選択、使用に時間がかかりやすく、テンポの速い会話には負担を感じる場合がある

悩み

### 言葉や文章がつながりにくい

自分が話すときも人の話を聞くときも、言葉や文章がスムーズにつながらず、情報交換がうまくいかない

対応

### シンプルな会話を中心に

短い言葉で簡単なやりとりをすることはできる。まわりの人もシンプルな話を心がけ、視覚的な情報なども活用する

先生の話をまじめに聞いているのに、理解しきれなかったり聞き逃したりすることがある

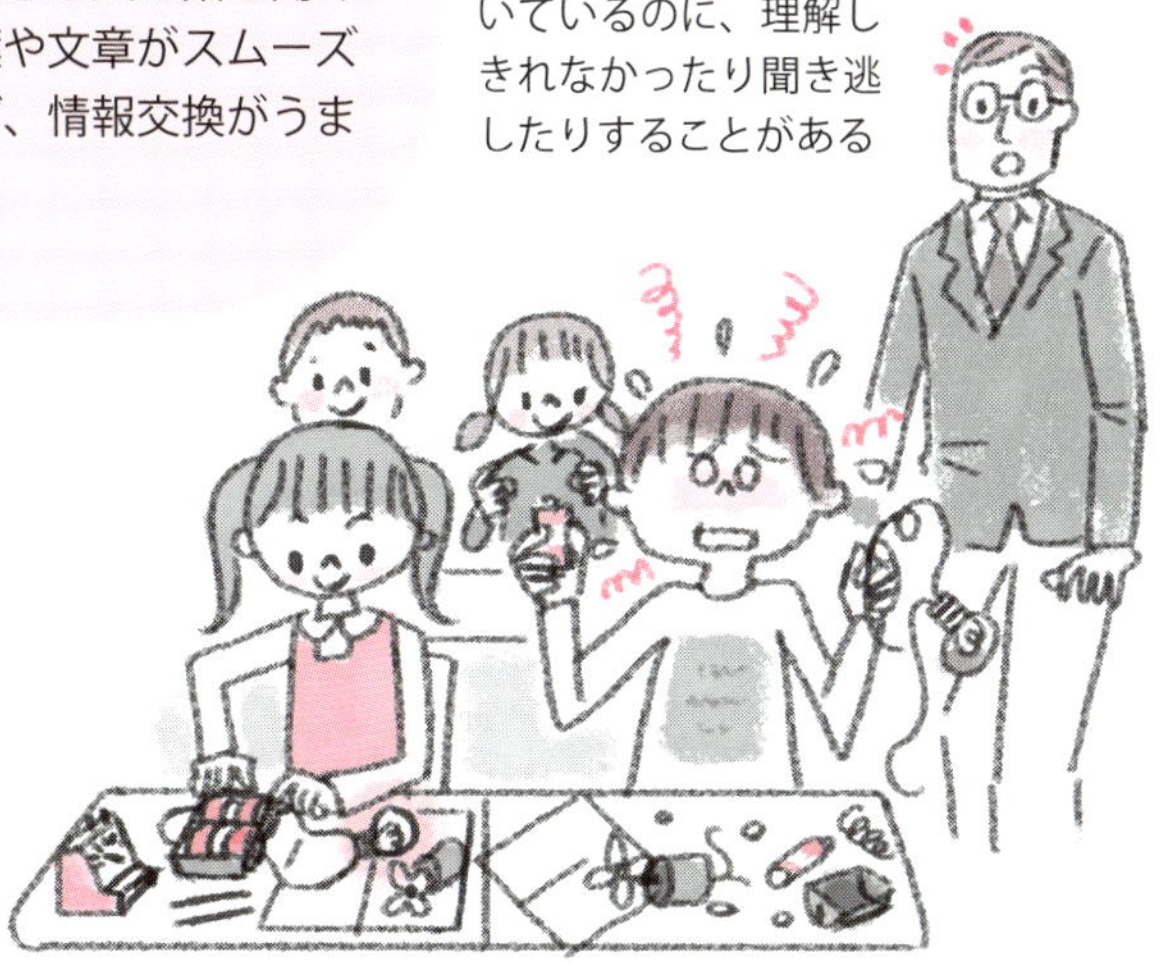

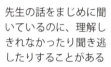

### LDにはSLIが含まれる？

LDの子には、読む・書く・計算する・話す・聞く・推論するという6つの学習能力のなかに苦手なところがあります。

その特徴の一部が、SLIという別の障害と重なっています。SLIとは特異的言語発達障害のことで、語彙が少なく、文をつくることに困難があります。知的障害はないのに言葉が遅れる状態です。LDの話す・聞くことの困難に似ています。SLIの特徴を知ることで、LDの子の困難が理解しやすくなります。

**LD**

話す・聞くことが苦手な子がいる。短い文で話す。言葉につまること、聞き間違えることがある。社会性には問題がない

**SLI**

語彙が少なく、構文が苦手。短い文で話す。「てにをは」などの助詞を間違えがち。社会性には問題がない

Column

# 知的障害がある場合には対応が異なる

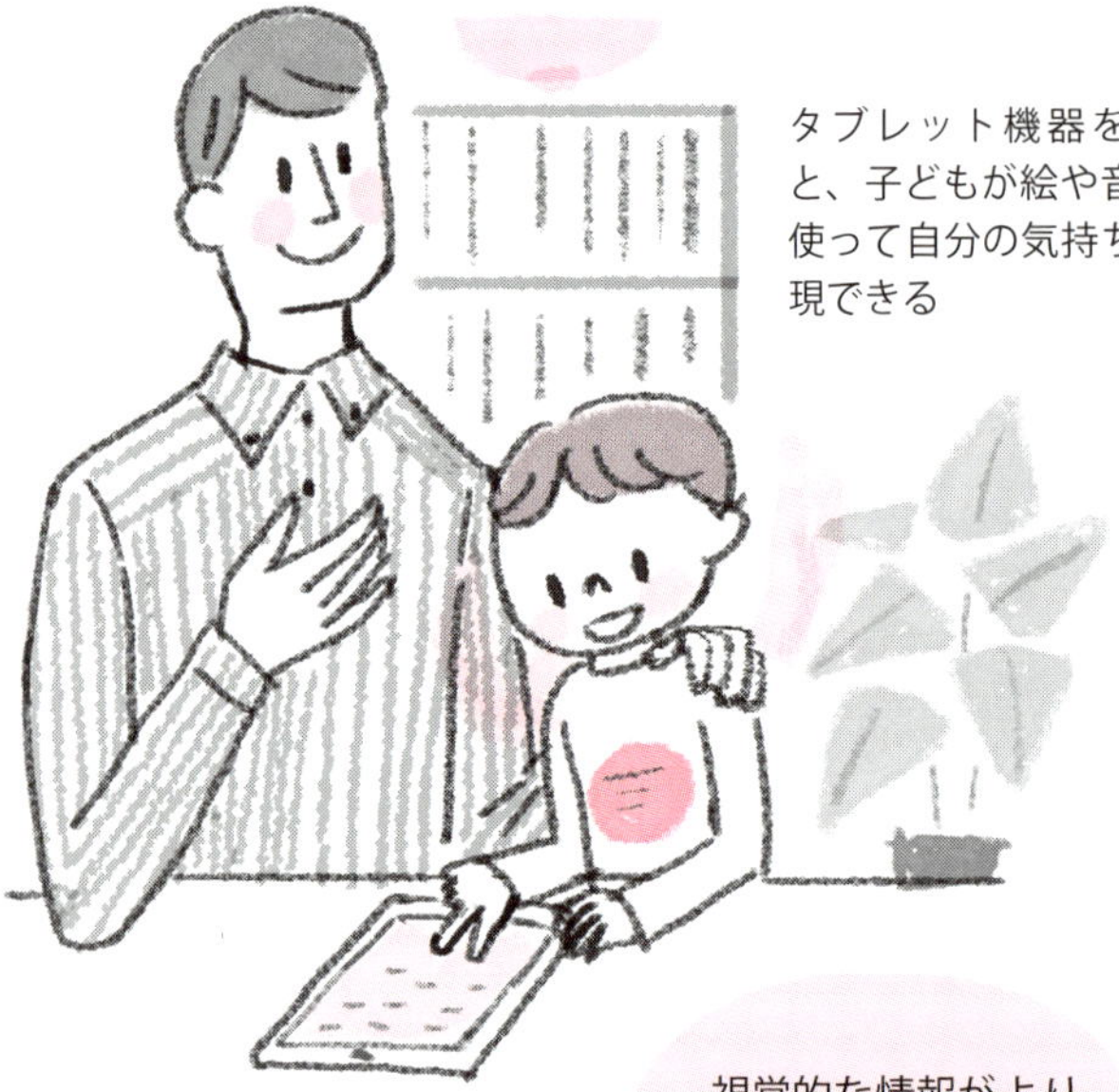

タブレット機器を使うと、子どもが絵や音声を使って自分の気持ちを表現できる

視覚的な情報がより重要になる。言葉の発達をうながすことにもつながる

発語がない子の場合でも、AACを活用することでコミュニケーションは身につく

その子なりのやり方でコミュニケーションをとることが「会話力」になる

## 言葉だけに頼らずコミュニケーションする

発達障害に知的障害が併存していて、話し言葉の習得や発達に遅れがある場合には、会話力の育て方が変わってきます。

話し言葉をサポートすることも大切ですが、音声以外のコミュニケーション手段を活用していくことが同じように大切になります。

表情や仕草、絵、写真などで言葉を補うことで、言葉が出にくい子も、豊かにコミュニケーションしていくことができます。そのような手段をＡＡＣ（補助代替コミュニケーション）といいます。

最近ではタブレット機器で支援アプリを使うと、絵とともに音声でも伝えることができます。

# 2

# 話がかみ合わない わけを理解しよう

発達障害の子の会話力と、その背景にある認知の特徴を、
「説明力」や「解像度」、「協調性」といった
キーワードを使って、さらにくわしく解説します。
どうして子どもの会話がすれ違ってしまうのか、
そのわけを理解していきましょう。

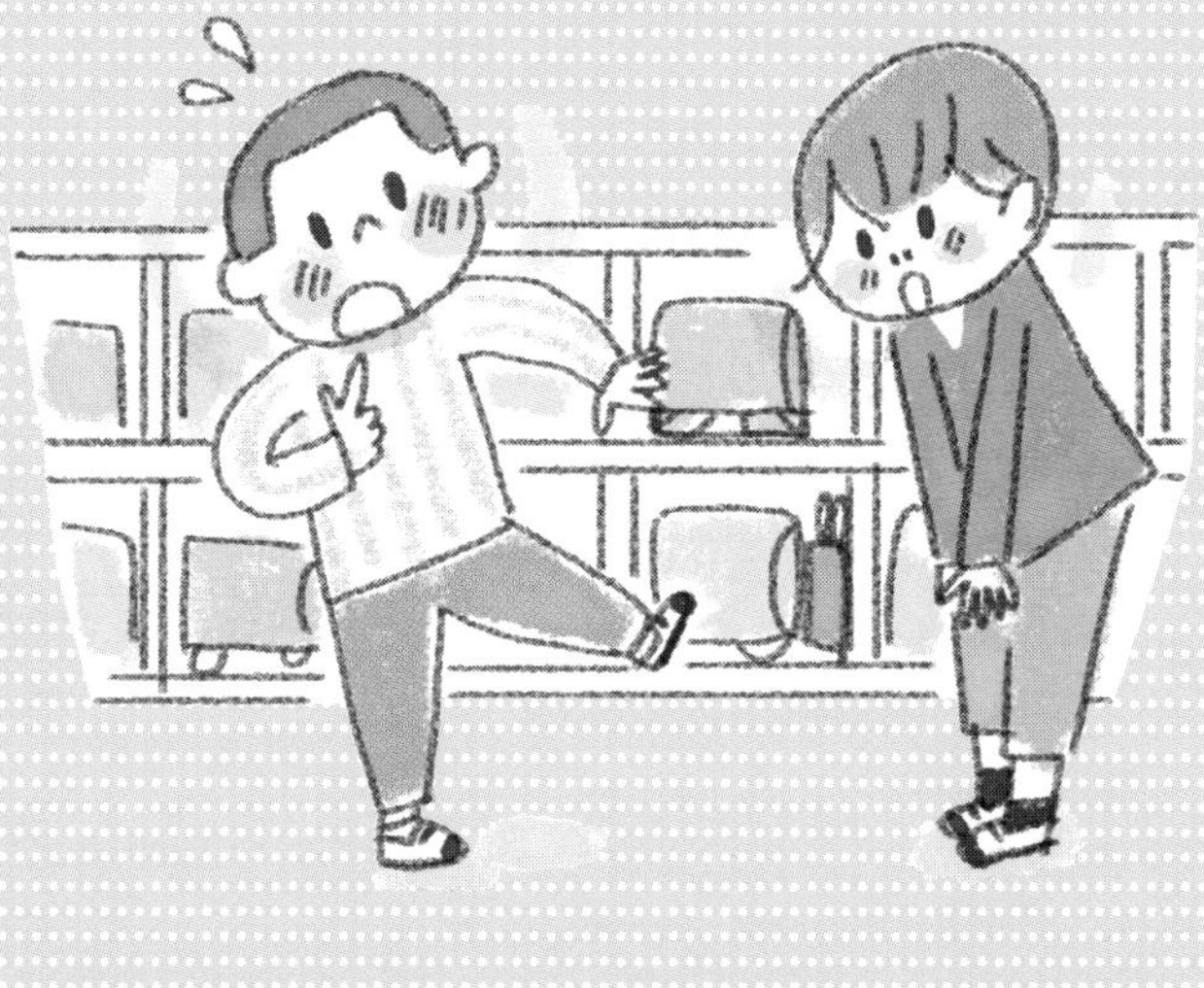

# 子どもの話し方の特徴が、少しずつみえてきた

## これまでの話

小３男子のＡくんは、学校で友達とおしゃべりをするのが苦手で悩んでいます（P12 参照）。その悩みは徐々に深まっていき、ついには学校にいくこと自体がつらくなってきました。

**1**　Ａくんは「大好きな趣味の話をしたい」「たくさんの友達がほしい」と思っているのですが、それがなかなか実現できません。

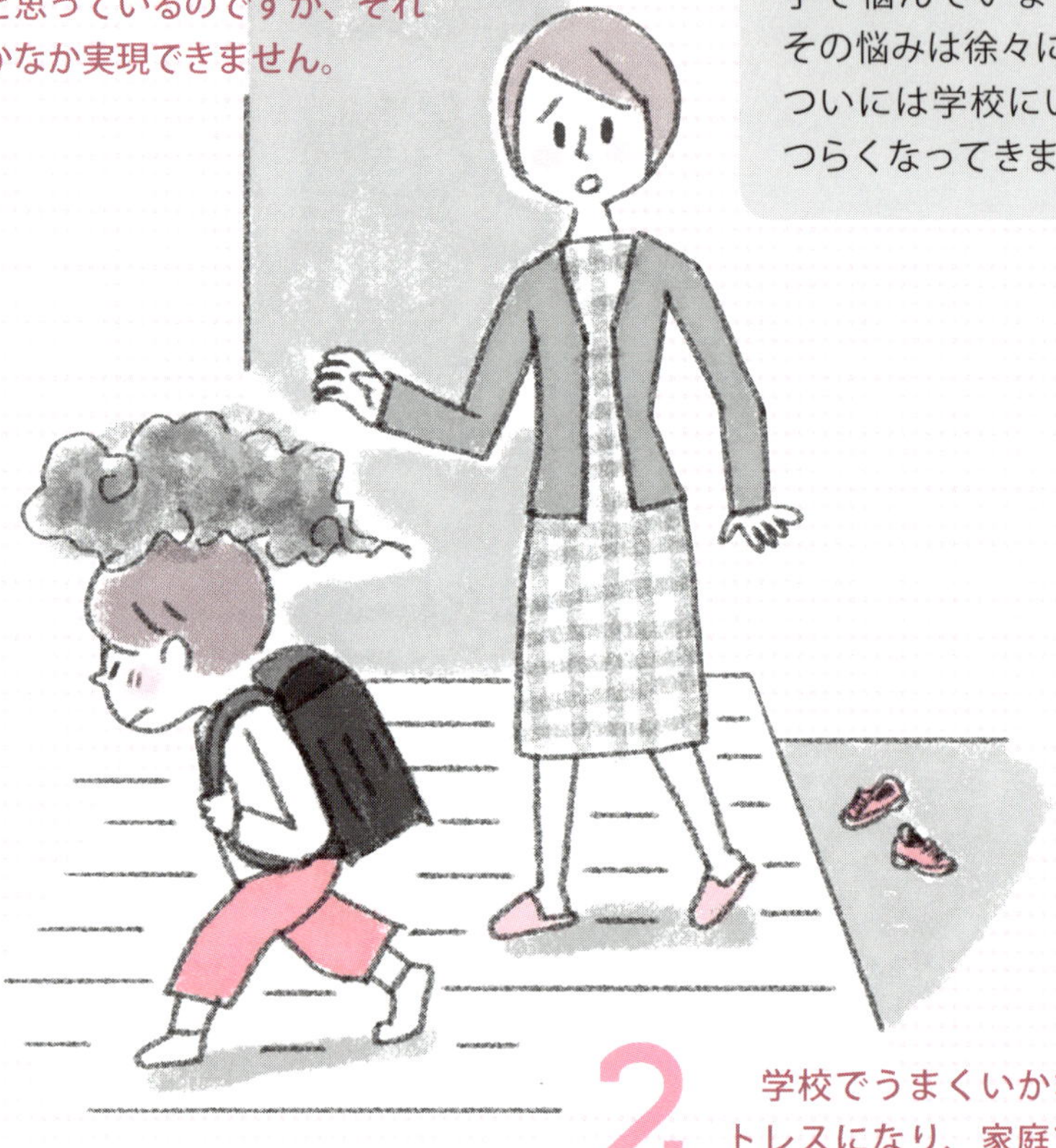

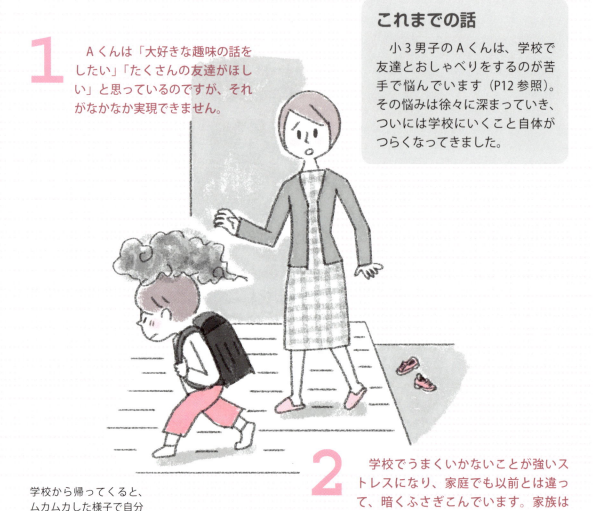

学校から帰ってくると、ムカムカした様子で自分の部屋へ入っていく

**2**　学校でうまくいかないことが強いストレスになり、家庭でも以前とは違って、暗くふさぎこんでいます。家族は心配でたまりません。

**3** 　Aくんが学校で「趣味をからかわれて激怒する」といった行動をとり、トラブルになることが出てきました。家族はその様子から発達障害の可能性を考え、専門家に相談しました。

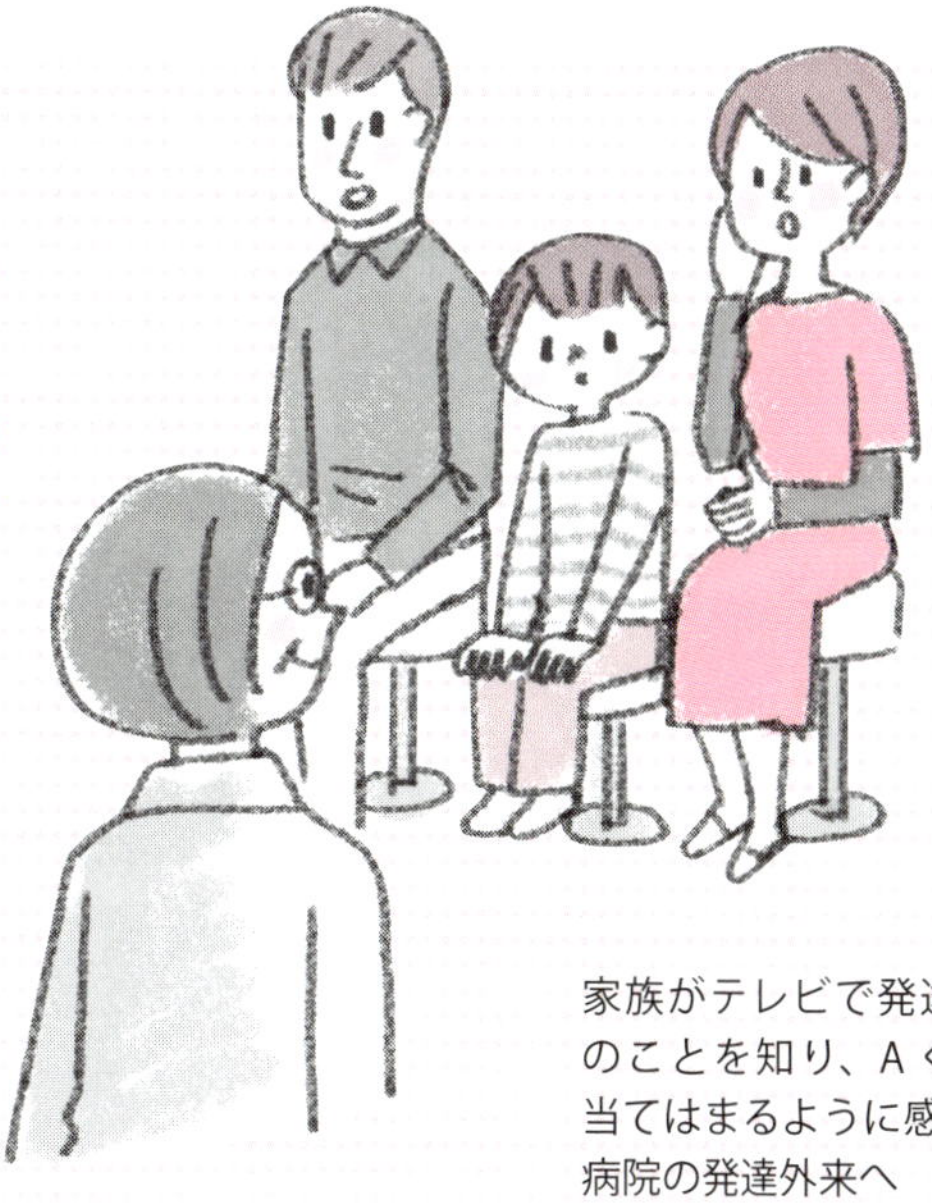

家族がテレビで発達障害のことを知り、Aくんが当てはまるように感じて、病院の発達外来へ

**4** 　専門家との相談を通じて、Aくんには ASD の特徴があることがわかりました。それが会話に影響していたのです。

**5** 　Aくんの話し方や聞き方には、独特のスタイルがあります。まずはそれを理解することが、Aくん本人と家族の目標になりました。

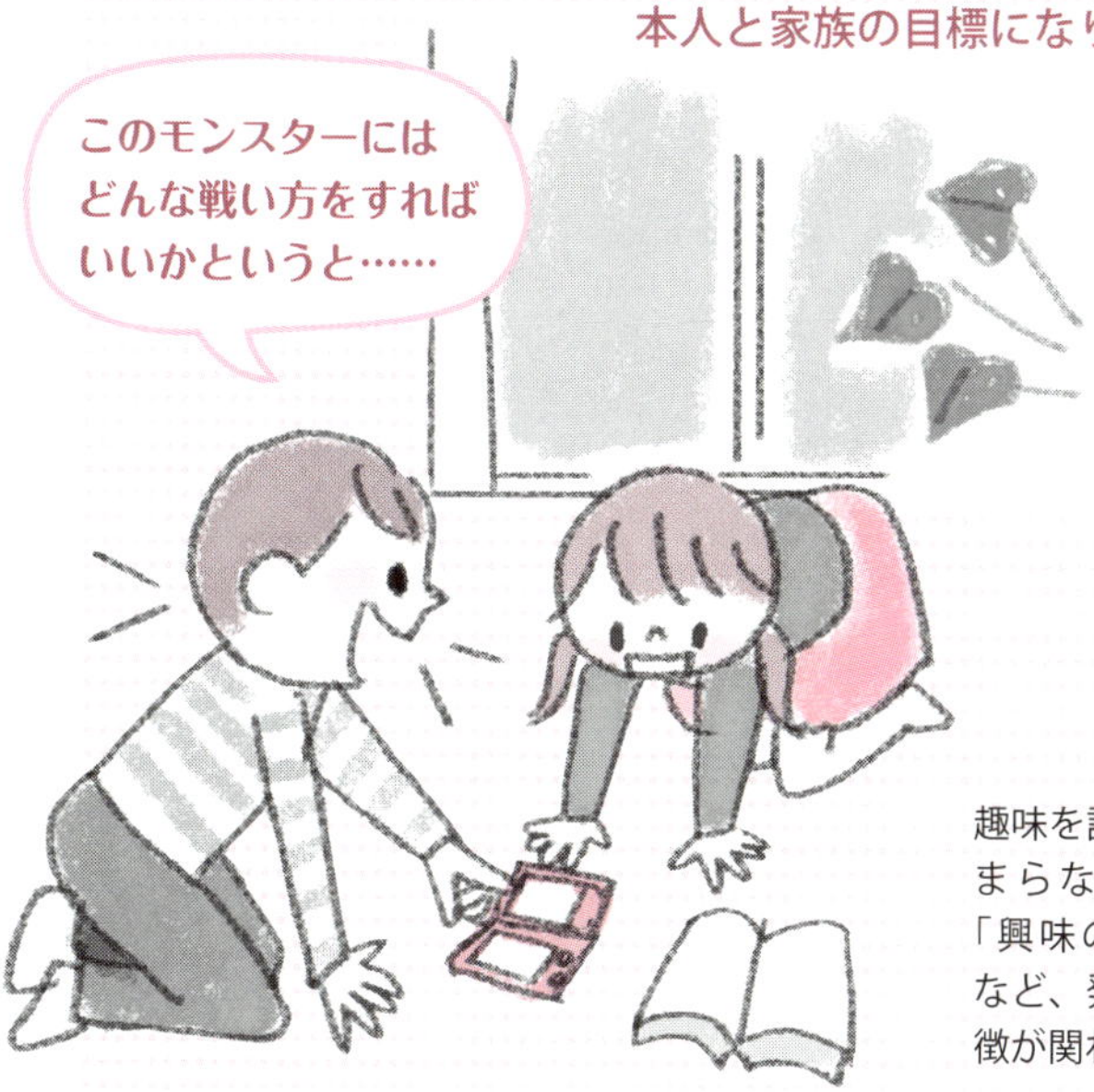
このモンスターにはどんな戦い方をすればいいかというと……

趣味を語り出すと止まらないことには「興味のかたより」など、発達障害の特徴が関わっていた

## なぜ特徴を理解する必要があるのか

　発達障害の子には「対人関係が苦手」「落ち着きがない」といった特徴がありますが、それは全体的な特徴です。実際には、子どもによって細部が異なります。対人関係が苦手で会話がすれ違うといっても、そのすれ違い方は一人ひとり違うのです。

　この第２章では、会話の困難をよりくわしくみていきます。困難にはどのような背景が関わっているのか、理解を深めていきましょう。

2ページでわかる

# 発達障害の子は会話のどの部分が苦手なのか

## 会話はこまかく分析できる

会話の研究者たちが一つひとつの言葉を分析し、会話には一定の型があることを明らかにしています。その研究をもとにした簡単な表を使って、発達障害の子が会話のどの部分を苦手にしているか、みていきましょう。

### 会話の基本

| | |
|---|---|
| **開始** | 話しはじめること。相手に質問や要求をして答えを求める場合と、ただ自分が陳述するだけで答えを求めない場合がある。 |
| **応答** | 相手の話に答えること。「はい」「いいえ」などの最小限の応答と、「なにをする」「どう考えている」などをつけ加えた応答がある。仕草や表情なども、非言語的な応答として考える。 |
| **継続** | 自分の発言に付け加えて話すこと。たとえば「洋服を買う」と言ったあと「それをパーティで着る」「来週パーティがある」などと言い添える。 |
| **フォローアップ** | 相手の話を引き継ぐこと。答えをとくに要求されていなくても「うん」「大きいね」などと相槌《あいづち》を打つ。 |

### 順番どり

相手が話し終わったあと、適度に時間を置いて応答すること。時間があきすぎても、話をかぶせてしまってもいけない。順番を守れず相手と話が重なってしまうことをオーバーラップという。

### 話の修復

話がよくわからなくなってきたとき、相手に質問したり、相手の質問に答えたりして、内容を確認すること。自分の発言の問題に気づき、自ら訂正することも含む。

表はアダムスとビショップによる会話分析の項目をもとに作成

## 発達障害の子の苦手なところ

以下の表で色のついている部分が、ASD や ADHD、LD それぞれの苦手なところです。そして子どもが困難を抱えているわけを、次ページからの背景①〜⑦で解説していきます。

### ASD の子の場合

| 基本 | | |
|---|---|---|
| 開始 | 継続 | 順番 |
| 応答 | フォロー | 修復 |

ASD の子は自分の話したいことを語り続けるのは得意ですが、一方的になってしまい、会話のキャッチボールになりません。また、「説明力」「解像度」「語用論」「協調性」「丁寧さ」など、さまざまな面にも特徴が現れます。

そのわけは背景❶❸❹❺❻❼を参照

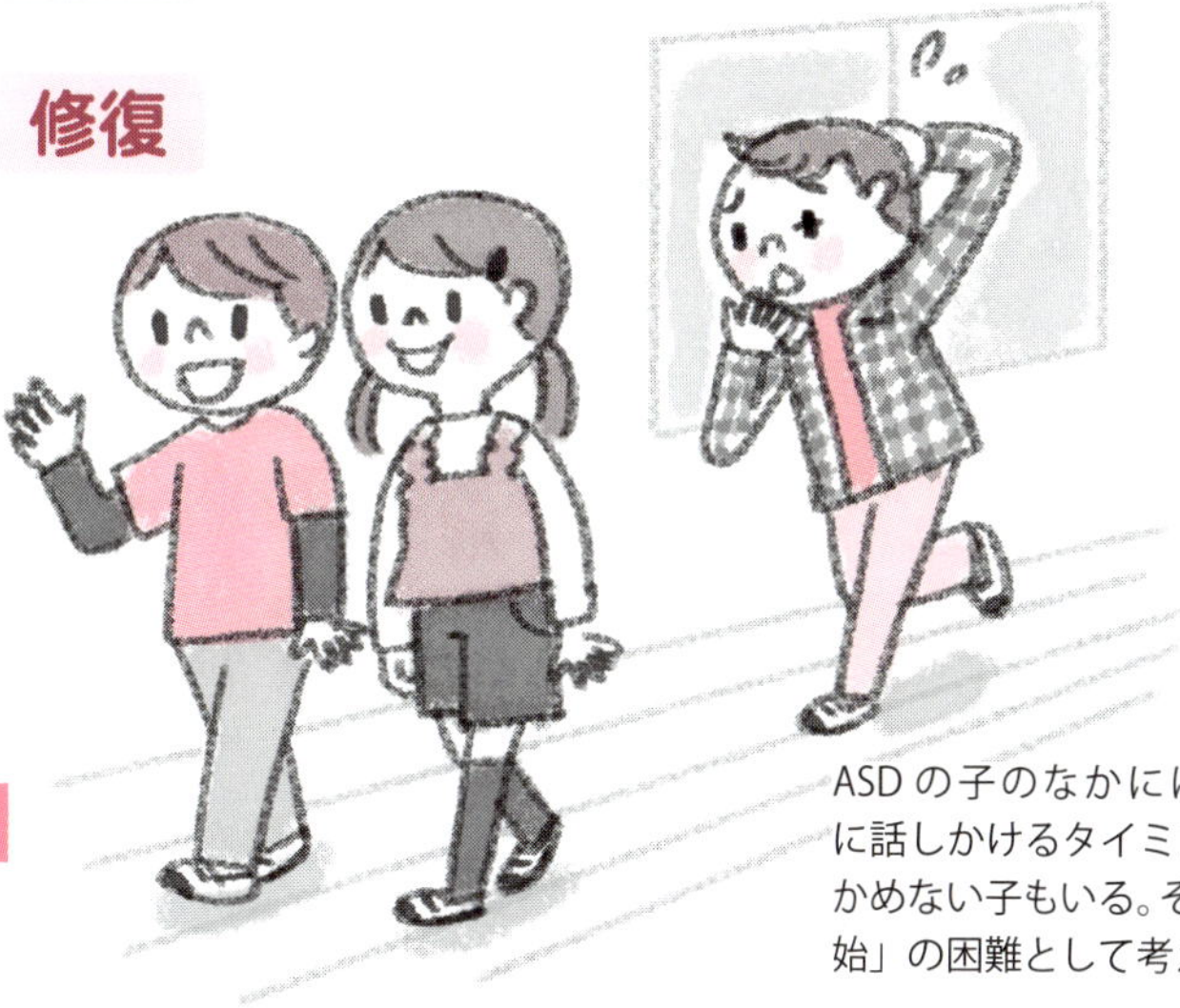

ASD の子のなかには、相手に話しかけるタイミングがつかめない子もいる。それも「開始」の困難として考える

### ADHD の子の場合

| 基本 | | |
|---|---|---|
| 開始 | 継続 | 順番 |
| 応答 | フォロー | 修復 |

ADHD の子は相手が初対面の人でも気安く話しかけ、言いたいことを気ままに語る傾向があります。相手と交互に話したり、話の内容を途中で確認したりするのが苦手で、そのため「説明力」がなかなか身につきません。

そのわけは背景❷❸を参照

### LD の子の場合

| 基本 | | |
|---|---|---|
| 開始 | 継続 | 順番 |
| 応答 | フォロー | 修復 |

LD の子では、自分の考えを言葉や文章でうまく表現することの困難がみられます。会話が全般的にゆっくりと進みますが、なかでも話しはじめることや、話を掘り下げることが苦手で「説明力」が弱くなりがちです。

そのわけは背景❷❸を参照

# 背景❶「話し方」の違い
# ASDの子が苦手なのは「応答」と「フォロー」

## よくあるすれ違い

**ASDの特徴**

### 急に話しはじめる

相手に突然話しかけることがある。また、その内容が相手への質問攻めだったり、趣味のマニアックな解説だったりして、会話のはじめ方としては不自然になる

### 話を受け止めず、一方的にしゃべる

ASDの子の会話は一方的になりがちです。これまでにも解説していますが、よくみられるのが、趣味を語りすぎるパターン。自分が興味をもっていることを話題にして、相手かまわず語り続けます。

### 一方的に話す

相手が興味を示していなくても、おかまいなしに語り続ける。本で読んだような話をそのまま解説し続け、長い演説のようになることもある

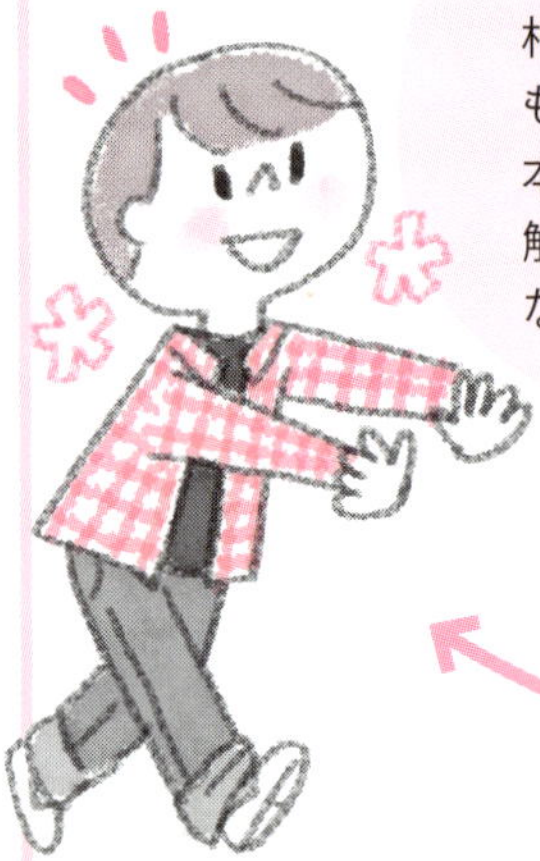

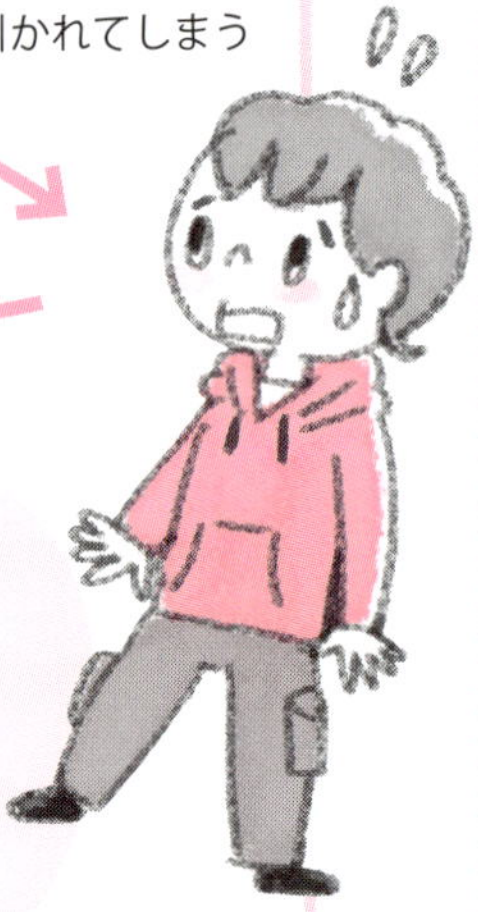

語りたいという気持ちが強すぎて、話が一方通行になり、相手に引かれてしまう

### 相手の言葉をスルー

話しているときに相手が言葉をはさんでもスルーしたり、その発言をさえぎったりする。語ることに夢中になってしまう

### 話を元に戻せない

相手の話と関係のないことを語り出したときに、自分でそのことに気づいたり、話を元に戻したりするのが難しい

**ASDの特徴**

## すれ違いの背景

### 相手の話に対応するのが苦手

会話分析の表（P34参照）にそって ASD の子の会話をみてみると、とくに苦手なのは相手の話に「応答」することと、相手の話を「フォロー」することだということがわかります。

#### 相手の話をとり入れられない

会話のなかで相手の発言を受け、その話をふくらませるような応答がうまくできない

#### 相槌を打つなどの反応が乏しい

相手の話に「そうだね」「すごいね」などと適切な反応を返すことが少ない

ASDの特徴

## 理解と対応

### その子の意欲をいかしていく

一方的に話し続けて相手の発言に答えないのは問題ですが、それぐらい強く情熱をもてる話題があるというのは、よいことです。

「好きなことを語りたい」という意欲があれば、自分から人にどんどん話しかけ、経験のなかで、相手の話を聞くことなどをいろいろと学んでいけます。

趣味の合う人や聞き上手な人を探して、その人たちとの限定的なグループのなかで、意欲をいかせるようにしていきましょう。

**対応例**

- 趣味を会話にいかす（P56）
- 趣味の仲間を探す（P64）

## 会話のキャッチボールにならない

ＡＳＤの子の会話は「相手とのキャッチボールにならない」とよく言われます。言葉を一方的に投げかけるばかりで、相手の言葉を受けとらない印象があるのです。

ＡＳＤの子には、自分の興味ややり方を優先しやすいという特徴があります。相手の話を無視しているのではなく、それ以上に自分の話に意識が向いているのです。

## とくに苦手なのはテーマのない雑談

言葉の意味や話の内容にこだわる傾向があるため、テーマや目的のない雑談に応じることが苦手です。雑談のなかで会話力を育てていくのは難しいでしょう。

それよりも、趣味のグループなどに参加し、共通の話題があるなかで会話をくり返すほうが、よい経験になります。

# 背景❷「話し方」の違い
# ADHDの子は「修復」、LDの子は「継続」が苦手

## よくあるすれ違い

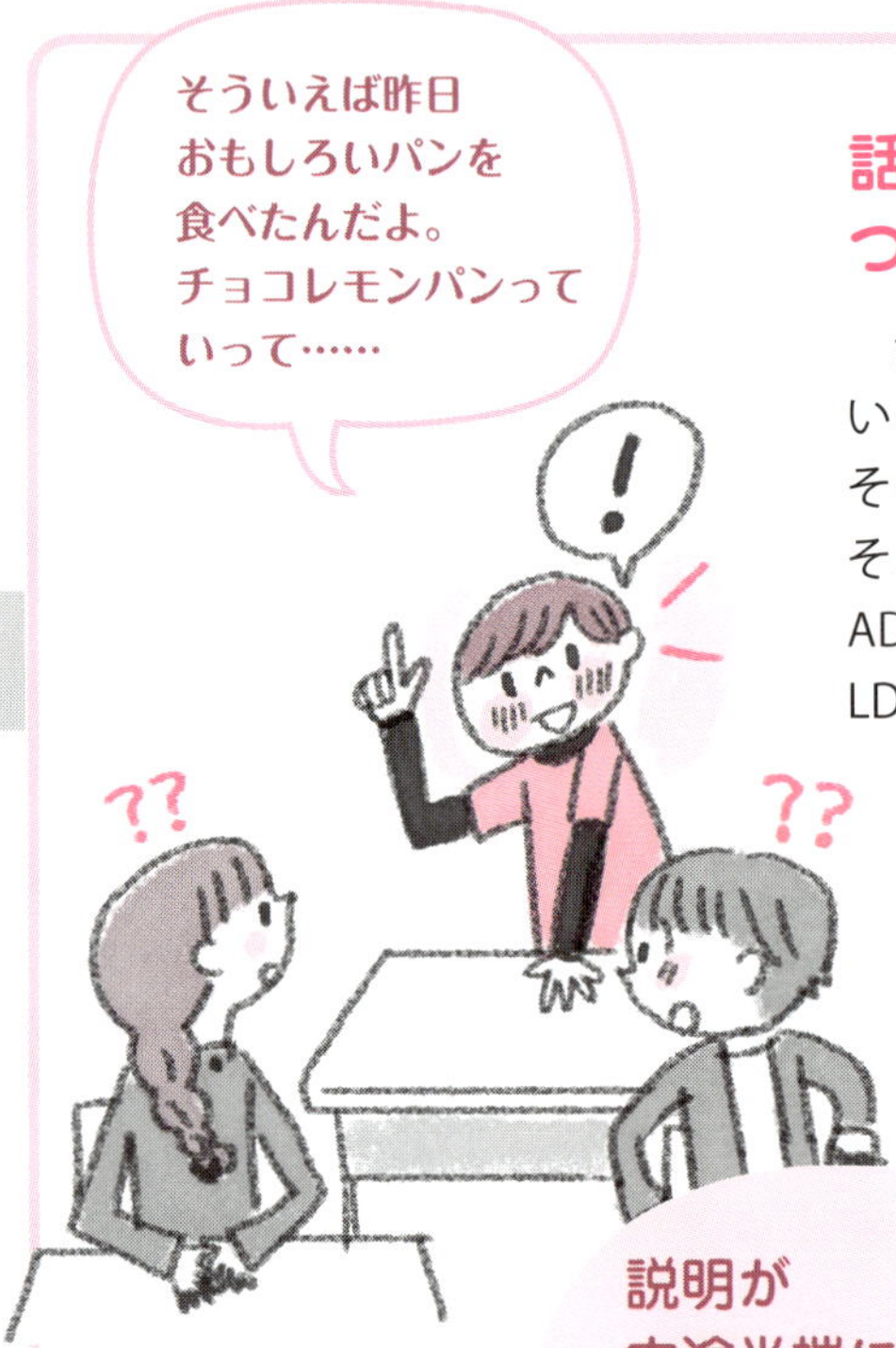

そういえば昨日
おもしろいパンを
食べたんだよ。
チョコレモンパンって
いって……
!
??
??


### 話がとんだりつまったりする

　会話の受け答えがうまくいかないのはASDの子と似ていますが、その様子をくわしくみていくと、それぞれの特徴が現れています。ADHDの子は話題がとびがちで、LDの子は話題がつまりがちです。

ADHDの子は脈絡なく話題を切り替えるので、まわりの子が会話についていけない

#### ADHDの特徴

**話が分散していく**

思いつきで話題を次々に変えていくことがある。話が広がっていくいっぽうで、なかなかまとまらない

**説明が中途半端になる**

会話の途中でほかのことに気をとられる。話が中途半端になり、伝えることも聞くことも十分にできない

#### LDの特徴

**言葉がうまく出てこない**

これまでにも解説したが、LDの子は言いたいことはあっても、それを言葉や文章ですぐに表すことが苦手

**聞きもらしがある**

言葉や文章をスムーズに聞きとるのが苦手な子もいる。話の一部を聞きもらしたり、聞いてはいても理解できていなかったりする

## すれ違いの背景

### 背景はそれぞれに違う

話がスムーズに進まないという点では共通していても、ADHDとLDではその様子も背景も異なります。こまかく分析して、正確に理解しましょう。

**ADHDの特徴**

#### 話を整理できない

会話分析の表（P34）でいえば、ADHDの子がもっとも苦手なのは「修復」。話が乱れたときに元に戻すことができない。話の順番を待てないのも特徴のひとつ

**LDの特徴**

#### 話を組み立てられない

言葉や文章を扱うことに苦労しているため、会話分析でいう「継続」に困難が出る。言葉を重ねて、言いたいことをくわしく説明するのが苦手

## 理解と対応

### まわりが会話を補うように

ＡＤＨＤの子やＬＤの子には、会話を補うための助け舟を出しましょう。

話をシンプルにしてわかりやすくすることが基本的な対応です。それに加えてＡＤＨＤの子には話の流れを整理すること、ＬＤの子には文字や絵を活用することが、理解を補う助けになります。

**対応例**

- ADHDの子にわかりやすい対応（P57・P58）
- LDの子にわかりやすい対応（P57・P60）

## ＡＤＨＤの子は話がまとまらない

ＡＤＨＤの子は、会話の最中でもほかのことに気をとられると、急に話題を変えたり、会話に集中できなくなったりします。そのため話がなかなかまとまりません。

まわりの人が会話を「修復」する意識をもって説明や理解を補うようにすると、話の乱れは減り、会話が成立しやすくなります。

## ＬＤの子は話がスムーズに流れない

ＬＤの子の場合、受け答えにずれはなく、会話がキャッチボールとして成立してみえても、本人が自分の気持ちをうまく表現できていないことがあります。

子どもが話を「継続」していけるように、まわりの人のほうから少し質問をして、じっくり話を聞くようにすると、本人が思いのたけを言えるようになります。

# 背景③「説明力」の違い
# 説明するときに話が曖昧でわかりにくくなる

## よくあるすれ違い

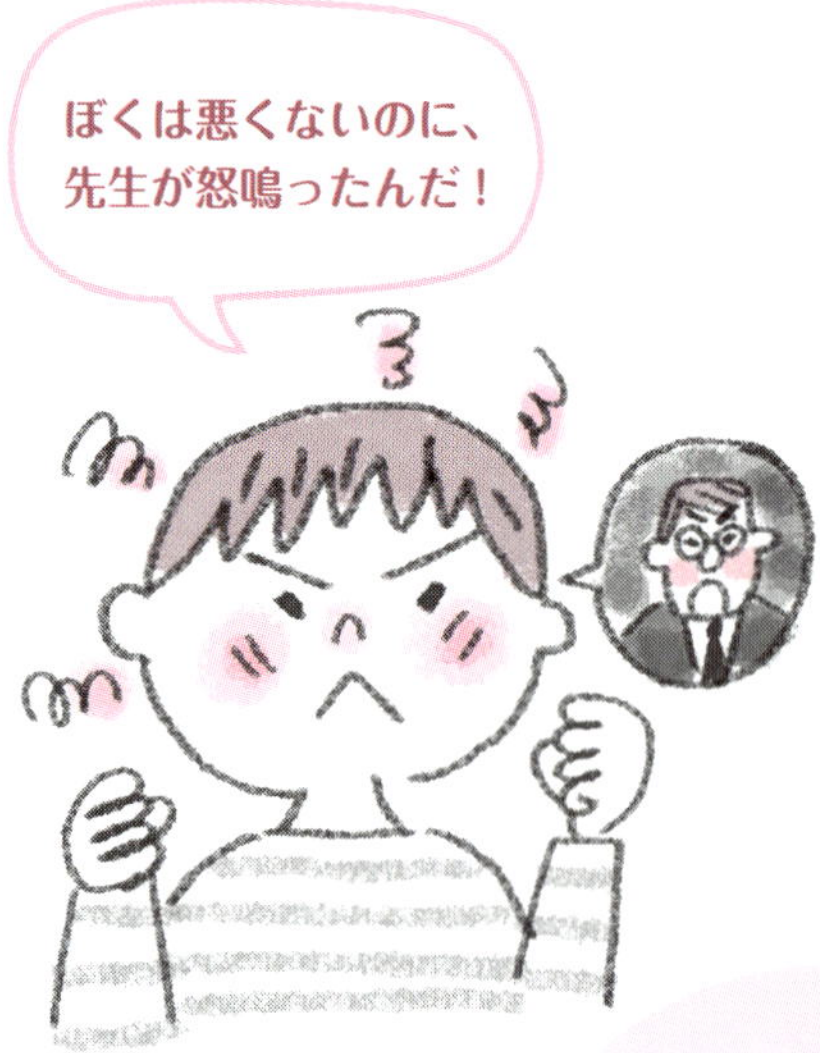


### 話を聞いても内容がわからない

子どもは一生懸命に話していて、いろいろと言葉は出てくるのに、話の全体像がみえないことがあります。順を追った説明にならないのです。

### 話に筋道がない

物語や出来事を人に伝えるとき、筋道を立てて話すことがうまくできない。いきなり結末を語ったりする

### 感情的な説明に

トラブルなどを説明させると「怒られた」「相手が悪い」といった感情的な話になり、事実がみえてこない

どんなトラブルなのかを聞かれているのに「先生に怒られた」ということばかり説明する

## なにが言いたいのかよくわからない

発達障害の子には説明の苦手な子がよくいます。ＡＳＤ、ＡＤＨＤ、ＬＤのいずれにも共通する困難で、多くの子が悩んでいます。

本人はいろいろとがんばって説明しているのに、その内容が家族や先生、友達にうまく伝わりません。話がわかりにくいということなのですが、その様子は子どもによってさまざまです。

話がいったりきたりする子、感情的で断片的になる子、説明をはしょる子など、いろいろな子がいます。なかには事実と空想をまぜて語る子もいます。

いずれの場合も、話の流れを整えるサポートが有効です。

## すれ違いの背景

### 「首尾一貫性」が整いにくい

話の「首尾一貫性」を整えるのが苦手な子がいます。話の全体像や流れを意識することが苦手で、断片的な語りになったり、過去と現在が入り乱れたりします。話を整理するためのサポートが必要です。

「掃除中にふざけた」「叱られた」「楽しく遊んだ」といった出来事の流れを意識するのが苦手で、話が断片的になったり、とびとびになったりする

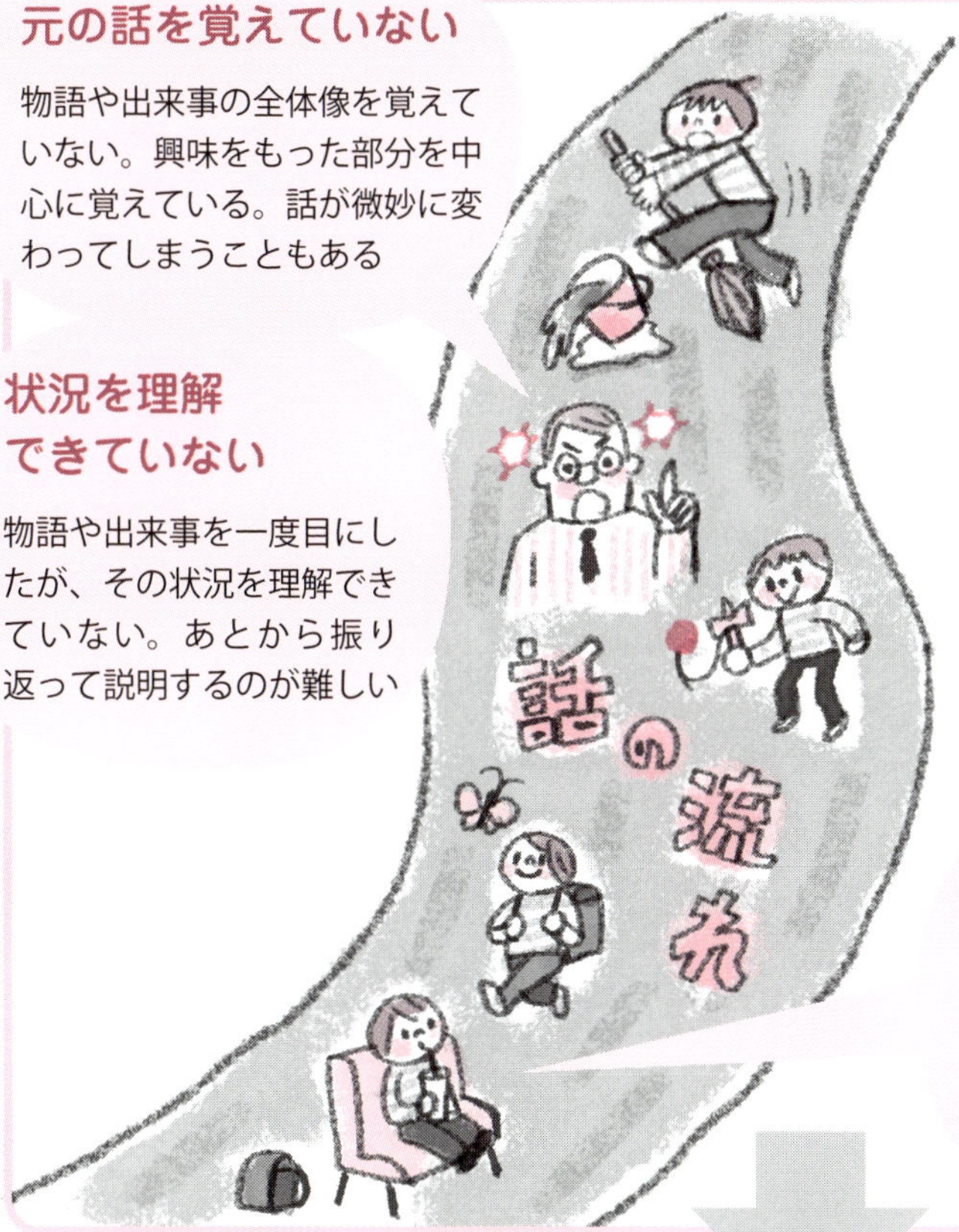


#### 元の話を覚えていない

物語や出来事の全体像を覚えていない。興味をもった部分を中心に覚えている。話が微妙に変わってしまうこともある

#### 状況を理解できていない

物語や出来事を一度目にしたが、その状況を理解できていない。あとから振り返って説明するのが難しい

#### 過去といまがつながりにくい

以前にあった出来事とその後の経過をつなげて考えるのが難しい。関連に気づきにくい子、流れを整理できない子がいる

## 理解と対応

### 着眼点の違いを理解する

話の全体像や流れを意識して、そこからずれないように話すのは苦手なのだと理解しましょう。

このタイプの子の場合、自分が気にしていること、相手に伝えたいことのほうが、話の流れよりも優先されがちです。

### 聞き方を工夫してサポート

「なにを言っているのかわからない」「ちゃんと説明しなさい」と注意するだけでは、うまくいきません。子どもが「怒られた」と言っていたら「誰に」「いつ」「なにをしたときに」と質問しましょう。

聞き方を工夫して、話の流れが整うようにサポートするのです。

#### 対応例

- 話の流れを伝える （P58）
- 「穴埋め式」の質問をする （P82）

# 背景④ 「解像度」の違い
# 会話で注目するポイントが、多くの子とは違う

## よくあるすれ違い

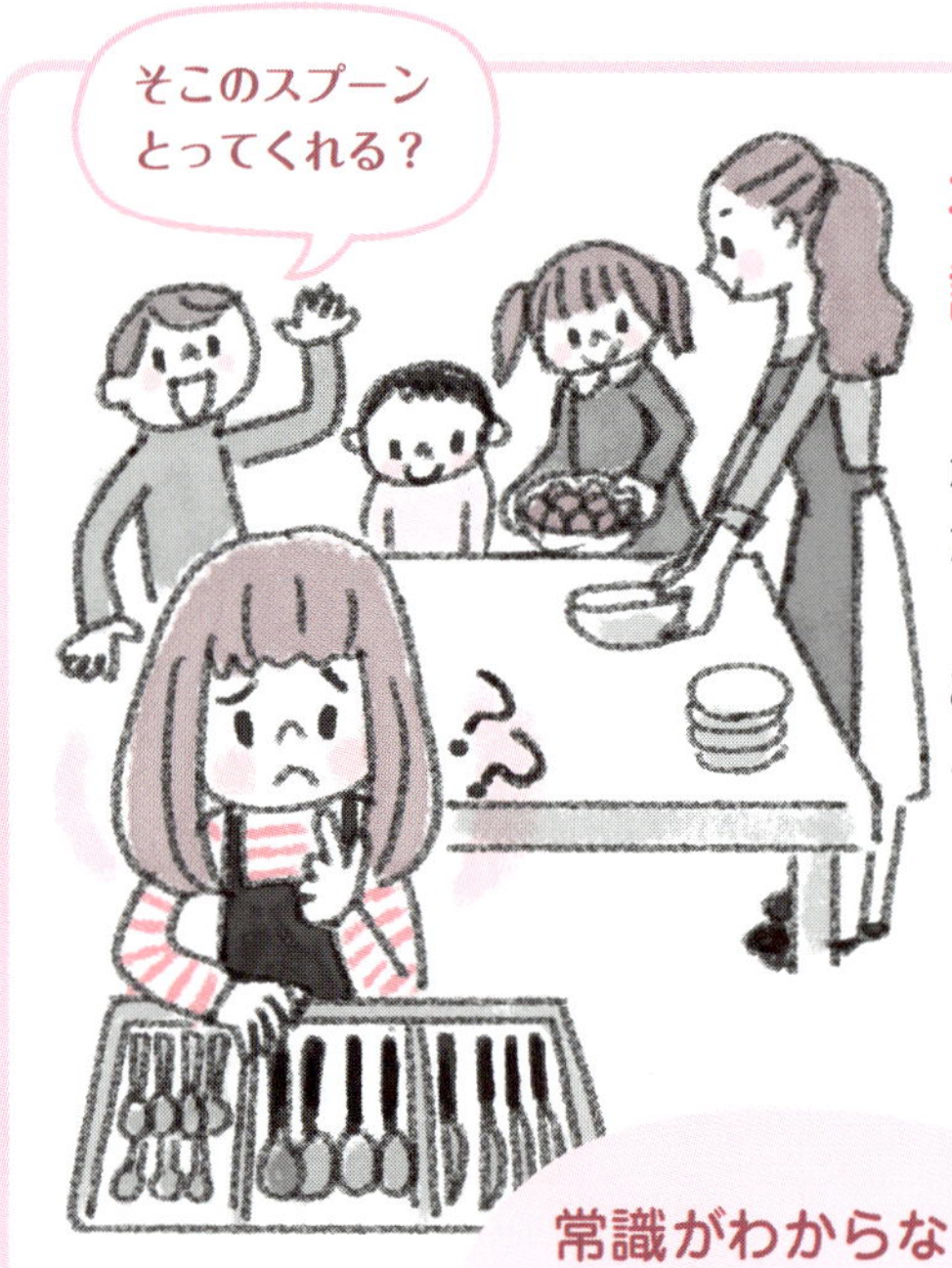


### 不思議なところで論点がずれる

　日常のごく自然な会話のなかで、「スプーンとは」といった、不思議な論点でずれが生じ、話が通じなくなることがあります。ASDの子にみられるすれ違いです。

### 独特のこだわりがある

「スプーンは金属製」といった情報を学ぶと、それを原則のようにとらえる子がいる。独特のこだわりにみえる

### 常識がわからない

こだわりがなかなか解消せず、「世の中にはいろいろなスプーンがある」といった常識が理解できない

友達の家で、自宅のスプーンとは素材の違うものをみて、混乱してしまう

## 同じものについて話していてもすれ違う

　多くの人は「スプーンとはこういうもの」といった常識をもとにして話しますが、発達障害の子のなかには、そういった常識を理解するのが苦手な子がいます。

　彼らは独特の視点で、世の中のものをとらえています。スプーンひとつをとってみても、その素材や形状をこまかく観察し、区別していたりするのです。

　そのため、同じものについて話していても会話がすれ違うわけですが、それは発達障害の子の視点が劣っているわけではなく、多くの子とは違うというだけです。視点の違いとして理解し、対応していきましょう。

## すれ違いの背景

### 多くの子は森をみる

ものごとを広くみて、常識を学ぼうとする子が多い。たとえばスプーンの話では、同様の形状のものはスプーンとして理解していく

### 木をみて森をみない子が多い

発達障害の子は、ものごとの全体像を把握して、情報を取捨選択するのが苦手です。とくにASDの子は全体よりも細部に気をとられがちで、注目しているポイントが多くの子とは違います。それが論点のずれにつながります。

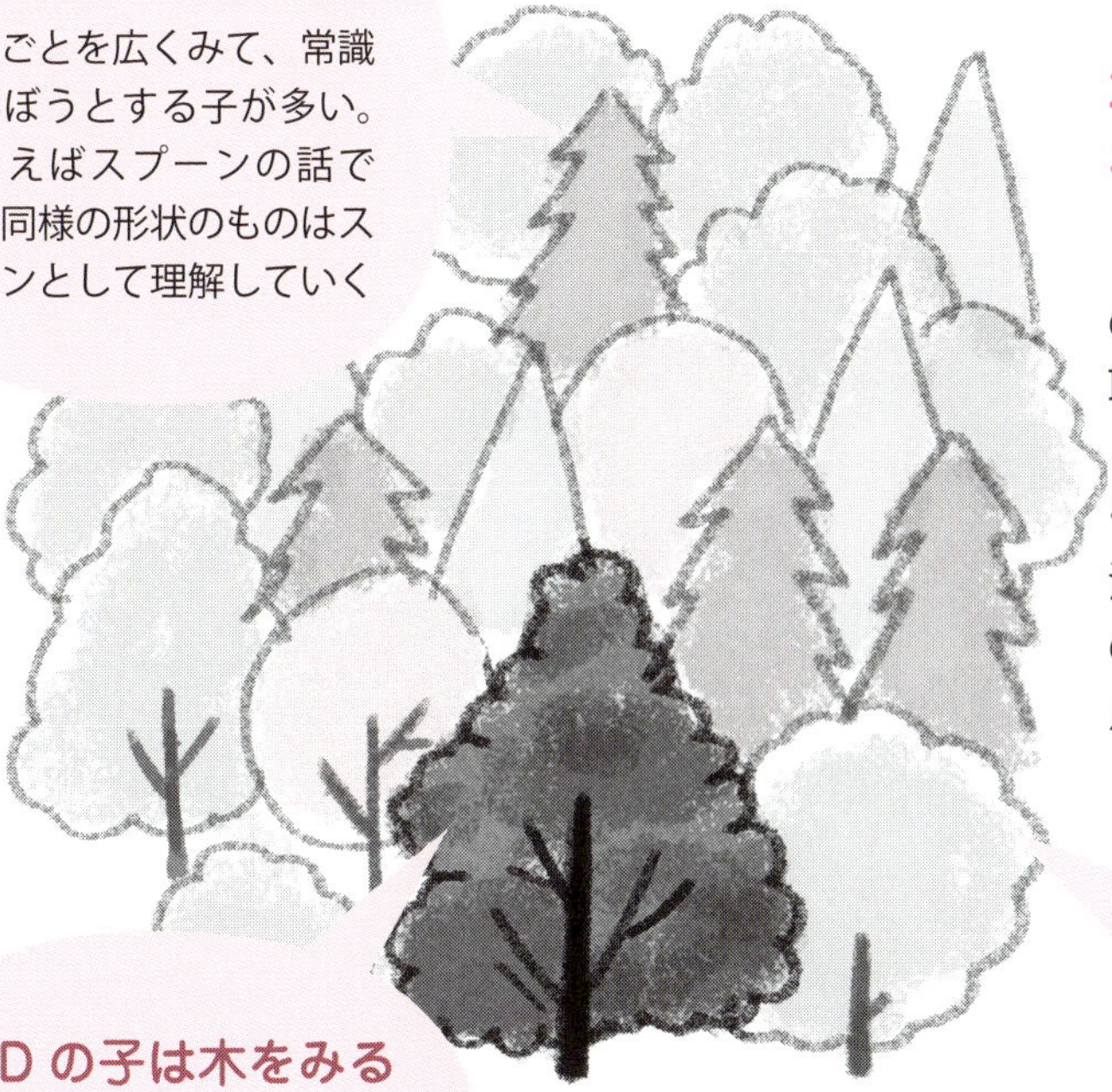

ほかの子が森（全体）をみているなかで、1本の木（細部）に注目しているため、話がすれ違う

### ASDの子は木をみる

全体よりも細部に気をとられがち。たとえばスプーンでは、素材や形状などに興味をもち、それにこだわってしまう

### ADHDの子・LDの子は把握しきれない

全体像の把握は苦手。ADHDの子は見落としや物忘れが多く、LDの子は話を理解するのが難しいことがある

## 理解と対応

### 「解像度」の違いとして考えてみる

スプーンをみたとき、形をおおまかにながめてスプーンだと認識する子もいれば、このページの例のように、まずは素材を確認するという子もいます。

子どもによって「解像度」は違うのだと考えましょう。そしてその解像度は、簡単には変えられないものだと理解してください。

### 子どもの解像度に合わせて話す

細部に気をとられやすい子がいたら、その子の理解を確認しながら話すようにしましょう。そして誤った認識があれば訂正し、常識的な考え方を教えます。スプーンの例も、定義を教え直せば、すれ違いは減っていきます。

### 対応例

- 文字や写真でポイントを示す（P60）
- タブーを説明する（P84）

# 背景５「語用論」の違い
# 相手の意図よりも、言葉尻に意識をとらわれやすい

## よくあるすれ違い

### 独特の言葉遣いに

まだ幼いのに難しい熟語や慣用句を多用するなど、年齢不相応で独特の言葉遣いになっている

### 言葉尻にとらわれる

自分の発言や人の発言を重視しすぎて、行動を柔軟に調整できない。一度話した時間を過度に守ろうとすることがある

### 言葉へのこだわりからトラブルに

言い回しにこだわって、自分にもまわりの人にも正確な発言を求める子がいます。発言にとらわれ、言葉通りに行動しようとすることもあります。これも ASD の子によくみられるすれ違いです。

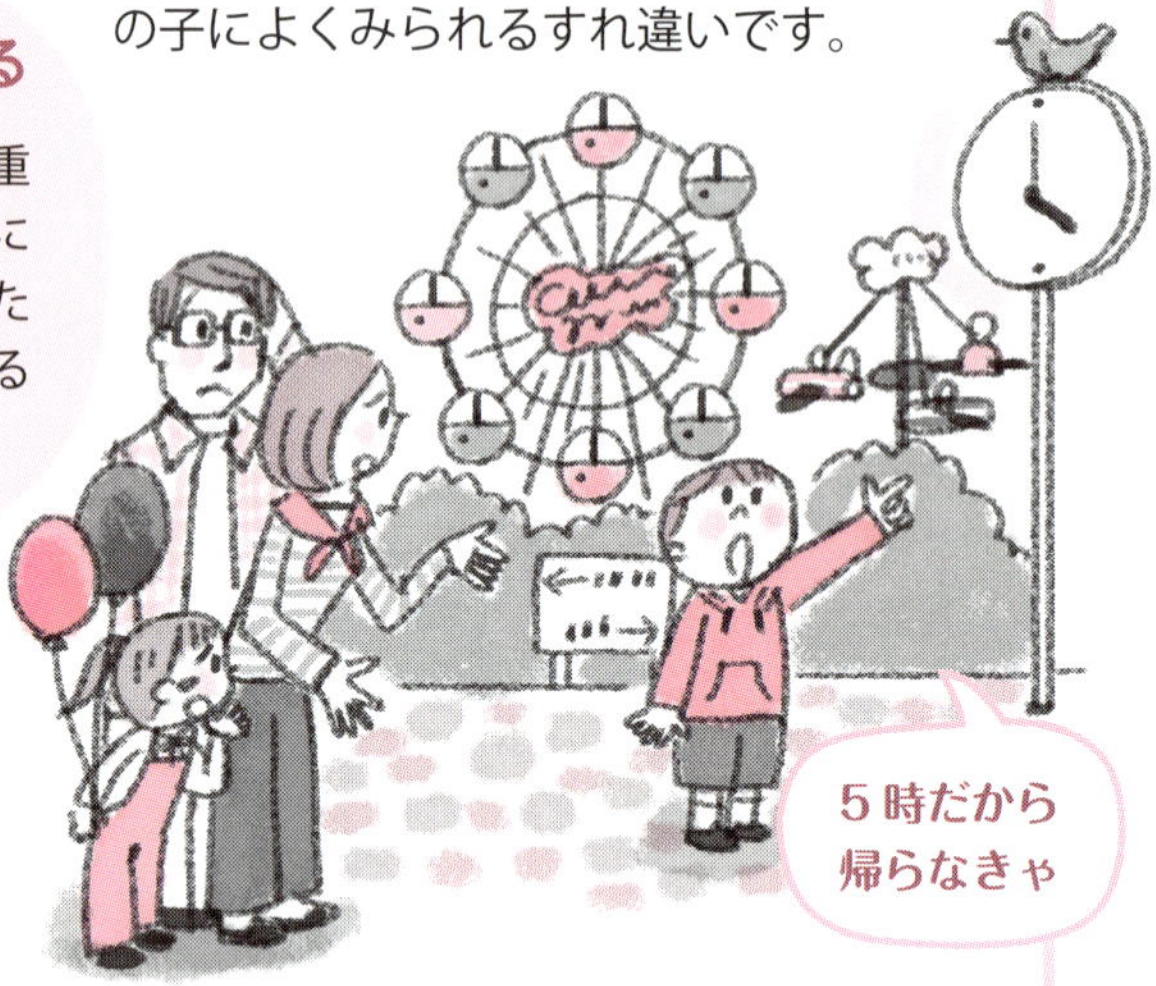


「5時には帰ろう」と予告しておくと、その発言にこだわる。家族が予定を変更したがっても、ゆずらない

## 文脈や相手の意図を読みとれない

ＡＳＤの子は、言葉の使い方に個性が出ることがあります。

会話でも文章を読むときでも、言葉の表面的な意味にとらわれ、文脈や相手の意図を読みとれないことがあるのです。そのように、場面に合った言葉の使い方を考える言語学の分野を「語用論」といいます。ＡＳＤの子の感じ方や考え方を理解するには、語用論的な視点をもつことが重要です。

ＡＳＤの子は言葉を使うときに表面的な意味を重視します。まわりの人がその視点を理解し、言葉を慎重に使うことが必要です。また、言葉には裏の意味もあることを少しずつ伝えていきましょう。

## すれ違いの背景

### 言葉の意味はわかる

人の話を聞いたとき、言葉の意味は理解できる。ただ、字義通りに理解する傾向があり、言葉を重視しすぎる

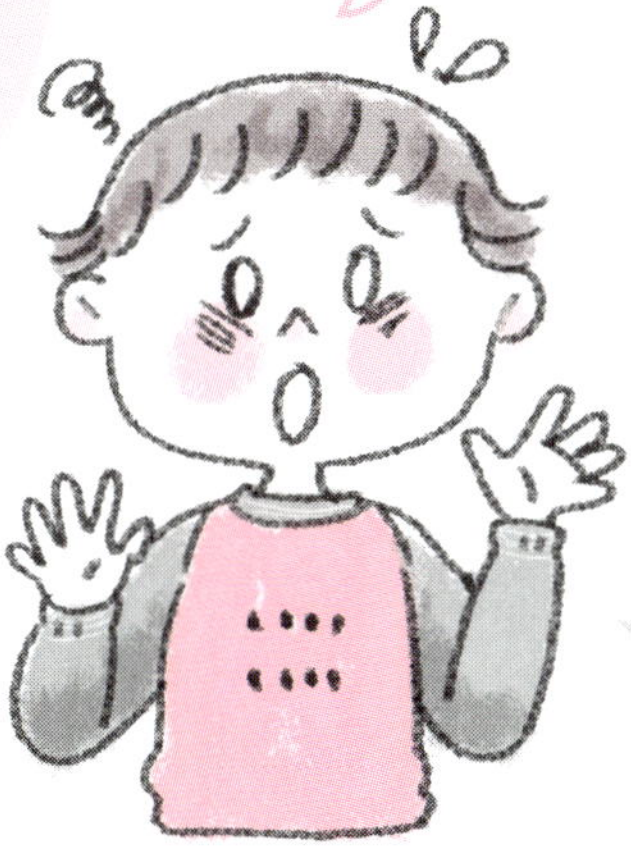
今日は用事があるから、また今度遊ぼうよ

「また遊ぼう」と言われると、その言葉の通りに何度も誘ってしまう。相手が困っている様子でも、それが意識に入りにくい

### 言葉以外の情報が意識に入りにくい

言葉尻にとらわれやすいのは、ASDの子の特徴です。言葉の表面的な意味でものごとを理解しがちで、その裏にひそむ相手の本心に、なかなか気づけません。言葉以外の情報を意識し、読みとるのが苦手なのです。

### 言葉の裏の意味がわからない

社交辞令やお世辞のような、言葉の裏の意味を考える視点がなかなか身につかない。本音か建前か、相手の意図を察することも苦手

### 表情や仕草が読みとれない

相手の表情や仕草、口調といったふるまいから、意図を想像することが苦手。表情などに意識が向きにくい

## 理解と対応

### 「言葉はわかる」と考える

子どもが言葉尻にとらわれ、相手をみないで行動していると考えると、欠点のように思えるのではないでしょうか。

そうではなく、言葉で理解するのが得意で、なにごとも言葉で伝えたほうがわかりやすいのだと考えましょう。

### まわりも言葉を大切にする

「わざわざ言わなくても想像がつくだろう」などと考えず、なにごとも言葉で具体的に説明してください。

また、本人が言葉を大事にするのと同じように、まわりの人も一つひとつの言葉を大切にしましょう。

「あれ」「しっかり」などと曖昧に言わず、正確に説明することを心がけたいものです。

**対応例**

- 気持ちを書き出す（P62）
- 人の役割を書き出す（P74）
- 相手の立場を経験する（P88）

# 背景❻「協調性」の違い
# 住所を聞かれると、いつでも詳細に答えてしまう

よくあるすれ違い

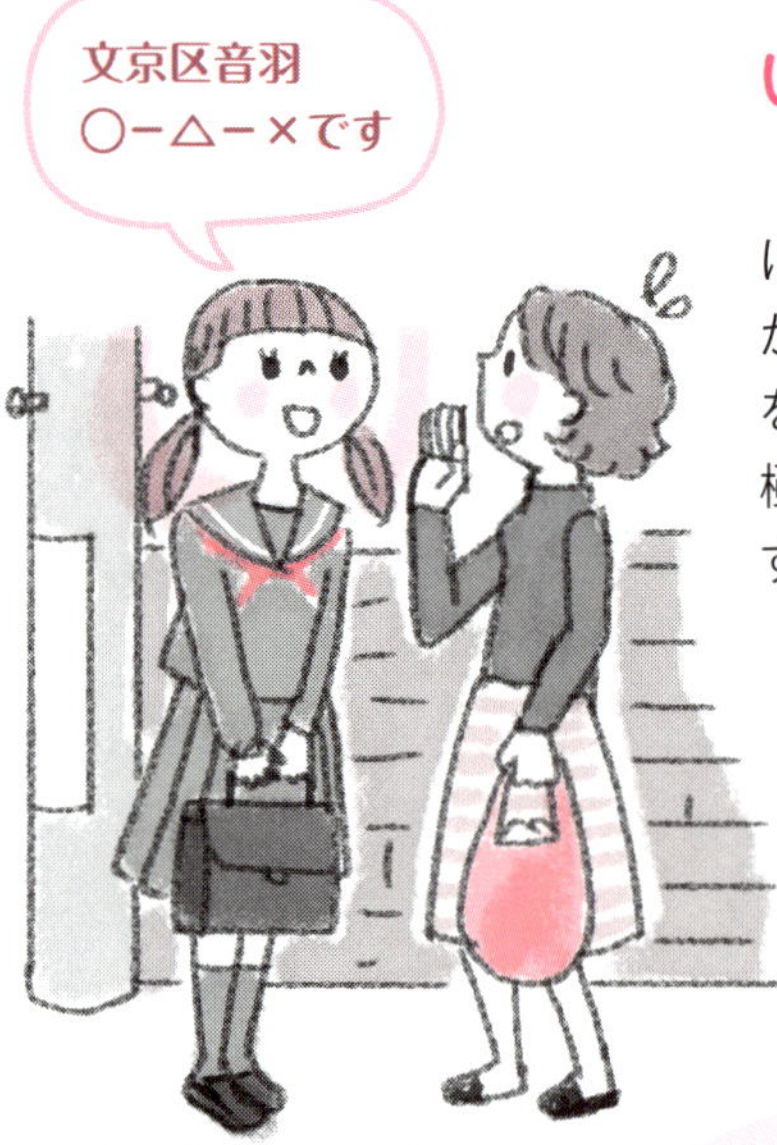


### いつでも誰にでも同じ答え方

話し相手との関係性やその場の状況に合うよう、話を協調的に整えることがうまくできません。趣味や住所などを聞かれると、いつでも誰に対しても極端にくわしく答えてしまったりします。ASDの子によくみられます。

遠方で会った人に「家はどのあたり？」と聞かれ、いきなり番地まで答えてしまう。相手は町名や駅名を聞いたつもりなので、びっくりする

**情報を適度に調整できない**

住所のように場面や相手によって調整すべき情報を、どんな状況でも同じように話してしまう

**相手に配慮するのが難しい**

自分が知っていることは相手も知っているものと考え、個人情報やマニアックな知識でも当たり前のように話す

## 相手に合わせて話を調整するのが難しい

ＡＳＤの子は、人に話を合わせるのが苦手です。その背景には、関係を読みとる力の弱さがあります。相手の意図を察する心の理論の働きが弱いため、相手に合わせる「協調の原理」も働きにくく、受け答えにずれが生じるのです。

　このタイプの子の場合、協調性が相手との人間関係ではなく、言葉や規則のほうに向いているのだと考えましょう。

　相手と協調する気がないのではありません。住所の例でもわかるように、相手の言葉は理解しています。質問の意味や適切な受け答えを説明し、言葉で理解をうながせば、すれ違いは減らせます。

## すれ違いの背景

### 「協調の原理」が働きにくい

言語哲学者のグライスは、会話では話がわかりやすくなるように、人はお互いに協力し合っていると考え、それを会話の「協調の原理」といいました。ASDの子はその原理が働きにくく、受け答えがずれるのです。

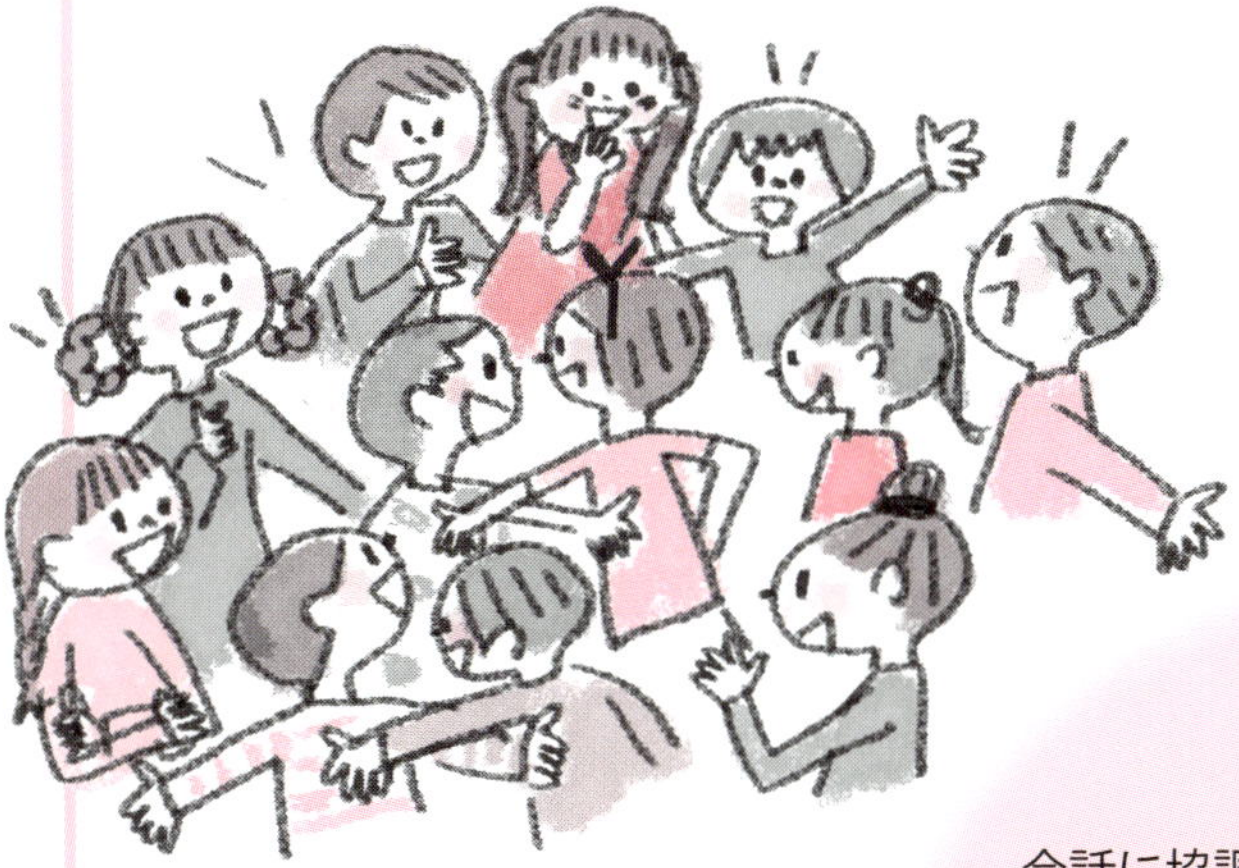

相手が求めていることを、相手に伝わる形で話すから、会話が続いていく。大勢で話すときには協調性が欠かせない

お互いのための協力

### 協調の原理

会話に協調性を働かせるには、話の質や量、関連性などを整える必要がある。それを「協調の原理」というが、ASDの子など発達障害の子はその調整が苦手な場合がある

- 話の質（確かなことを正確に）
- 話の量（相手が求めている情報を）
- 関連性（話題に合った発言を）
- 様式（わかりやすく）

## 理解と対応

### 臨機応変に状況判断をするのが難しい

ASDの子は相手や場の様子をそのときどきで読みとり、臨機応変に状況判断をして、言動を調整することが苦手です。

P44で解説したように言葉を重視する傾向があるため、住まいを聞かれれば、詳細に答えてしまうこともあります。

### 判断不要な定型のやりとりを教える

対応は主に2つ。ひとつは心の読みとり支援です。他者との視点の違いを実感できます。

もうひとつは、受け答えのパターンを教えること。状況判断が苦手な子でも、「住まいを聞かれたら駅名を答える」というルールを理解し、対応することはできます。

**対応例**

- 定型の受け答えを確認（P74）
- 心の読みとり支援（P86・P88）

# 背景7 「丁寧さ」の違い
# 敬語や「タメ口」が、なかなか使いこなせない

**よくあるすれ違い**

## 家族や友達にも敬語を使う

丁寧に話すのは基本的にはよいことですが、それが度を越すと、かえって失礼になる場合もあります。ASDの子のなかには、家族や友達にも敬語で話しかけ、相手を驚かせたり、怒らせたりしてしまう子がいます。

### 丁寧すぎて失礼に

話し方があまりにも丁寧なせいで、ふざけているようにみえてしまう。なかには怒る相手もいる

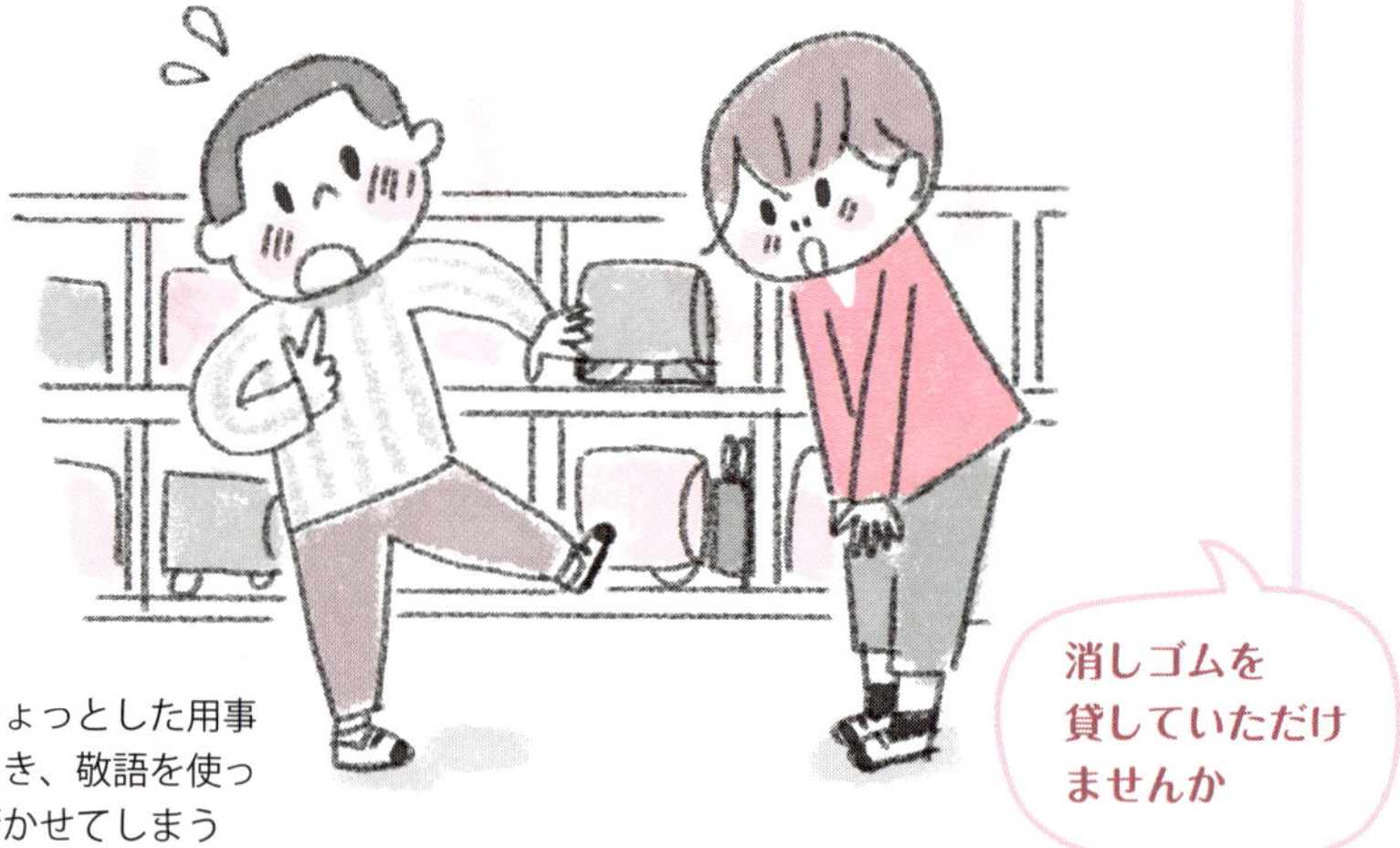


同級生にちょっとした用事を伝えるとき、敬語を使って相手を驚かせてしまう

## 「丁寧さ」を徐々に変えるのが難しい

「丁寧さ」の調節が苦手でも、先生のように、つねに敬語で話せばよい相手との会話には、それほど問題は起こりません。

難しいのは友達のように、親しくなるにつれて必要な「丁寧さ」が変わっていく相手です。

知り合った頃は丁寧にやりとりをしていたのに、徐々に言い方がくだけていくという変化に、なかなか対応できません。

子どもによって対応力は異なりますが、「丁寧さ」の調節が極端に苦手な場合には、無理にくだけた表現をさせず、丁寧な話し方をベースにして日常会話を整えていくのもひとつの方法でしょう。

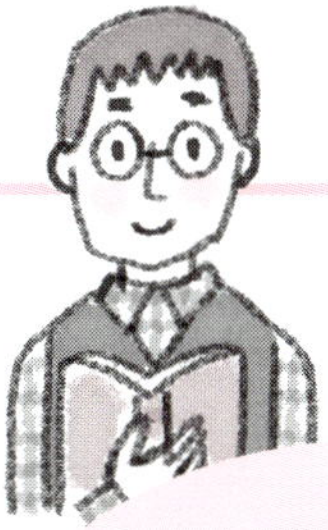

## すれ違いの背景

### 「丁寧さ」を調節できない

多くの人は相手との関係にしたがって発言の「丁寧さ」を図のように調節しますが、ASD の子にはそれが苦手です。微妙な調整がうまくできません。

大
丁寧さ
小

**丁寧で曖昧な「ネガティブフェイス」**

先生などの目上の人や初対面の人には敬語を使う。強く要求できないので表現は曖昧に。わずらわされたくないという気持ち「ネガティブフェイス」への配慮

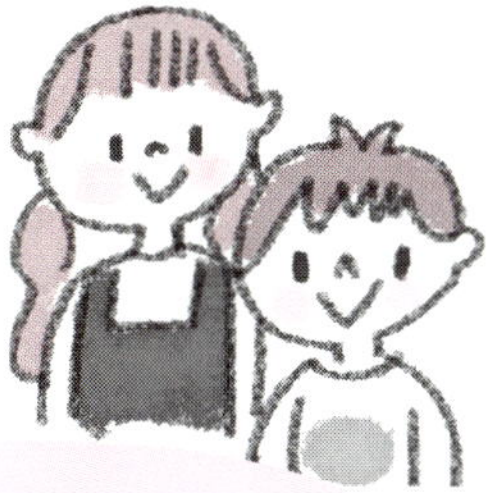

**くだけた表現の「ポジティブフェイス」**

親しい相手には「タメ口」や冗談などくだけた言い方に。親しくなりたいという気持ち「ポジティブフェイス」への配慮

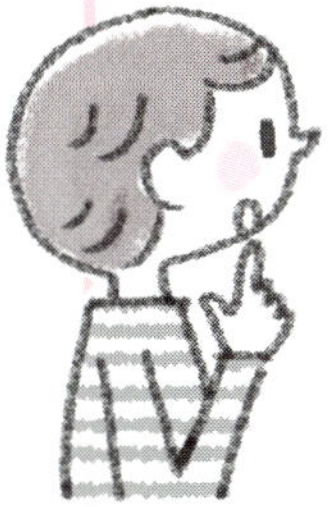

調節がまったくできないわけではなく、柔軟に調整することができない。同級生だというだけで、親しくない子にも「タメ口」で親しげにしてしまったりする

## 理解と対応

### 丁寧に話せるのはよいところ

話し方が丁寧なのはよいことです。過度な敬語は見直す必要がありますが、対応はその程度で十分です。敬語が使える子は、年上の人にかわいがってもらえることがあります。丁寧な話し方を長所として、人間関係を広げるのもよいでしょう。

### くだけすぎた表現は調整する

誰にでもくだけた話し方をしている場合には、調整が必要です。敬語にも「タメ口」にも言えることですが、ＡＳＤの子は本やマンガ、テレビなどに出ていた言葉をその通りに覚え、日常的に使っていることがあります。言葉遣いを確認し、大きくくずれているところは調整しましょう。

**対応例**

- 丁寧な話し方を長所に（P54）
- 5 段階表で調整する（P76）

Column

# ユニークな脳から独特の発想が出ている

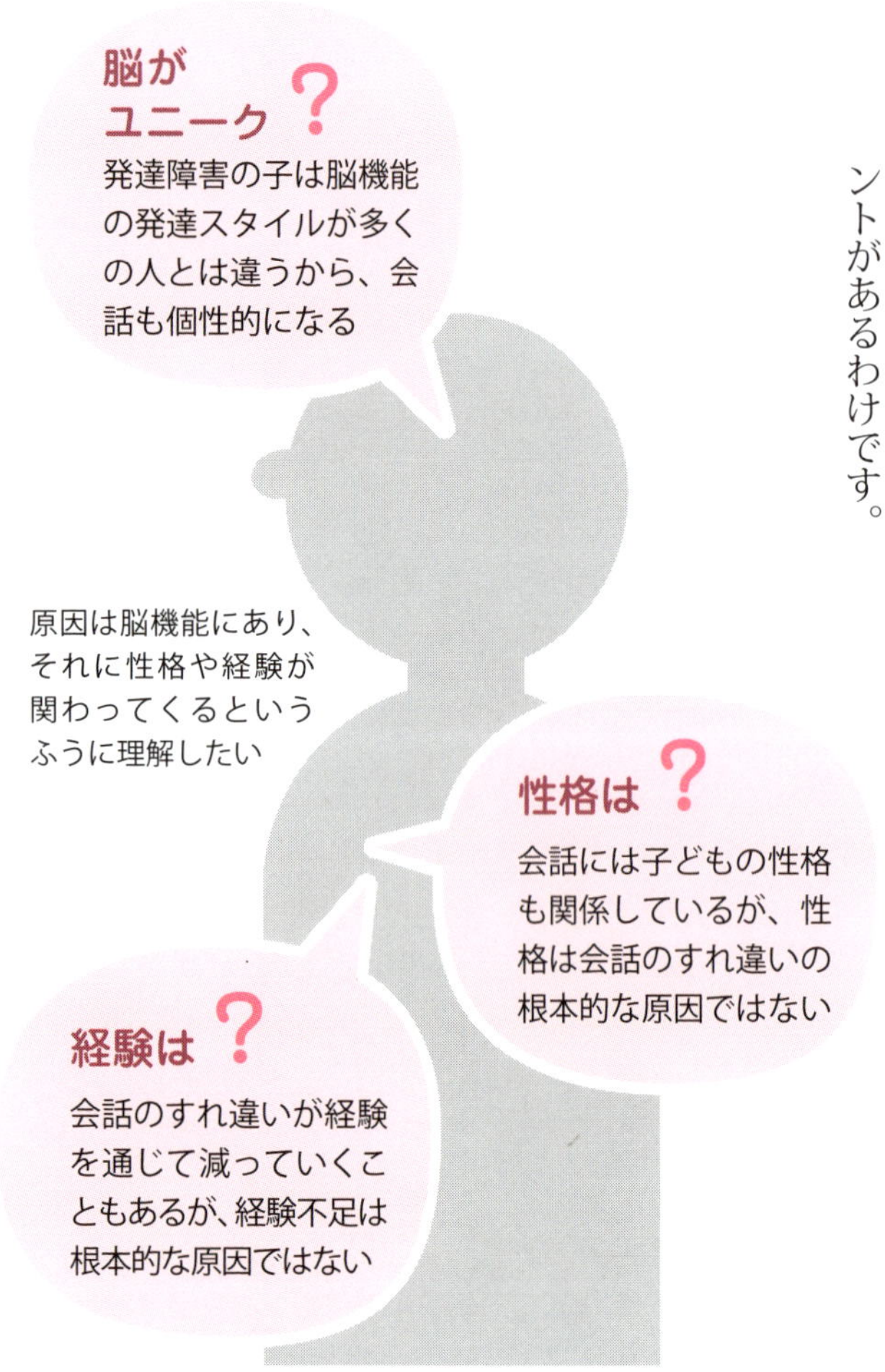
脳がユニーク？
発達障害の子は脳機能の発達スタイルが多くの人とは違うから、会話も個性的になる
原因は脳機能にあり、それに性格や経験が関わってくるというふうに理解したい
性格は？
会話には子どもの性格も関係しているが、性格は会話のすれ違いの根本的な原因ではない
経験は？
会話のすれ違いが経験を通じて減っていくこともあるが、経験不足は根本的な原因ではない

## 脳機能・認知機能の違いとして考えていく

一般的に発達障害とは、脳機能の働き方が多くの人とは違うために、認知機能にも違いが生じて、行動面にさまざまな特徴があらわれる状態だと考えられています。

この本でくり返し解説しているように、認知の仕方が違うというところに、発達障害を理解するヒントがあるわけです。

子どもの会話の仕方や発想がユニークなことには、その子の性格や経験も影響していますが、ベースにあるのは、その子の脳もユニークだということです。

そのユニークな一面を本人やまわりの人が肯定的に受け止めることができれば、会話が多少すれ違っても問題は起こらず、子どもが自信をもって楽しく話していけるようになります。

# 3

# 子どもに合った「会話力」の基本的な育て方

発達障害の子の会話力を育てるためには、
その子の特徴を理解し、それを会話のベースとしながら、
話の流れやポイント、話し相手の気持ちを
子どもにとってわかりやすい形で示すことが有効です。
また、会話しやすい環境を整えることにも意味があります。

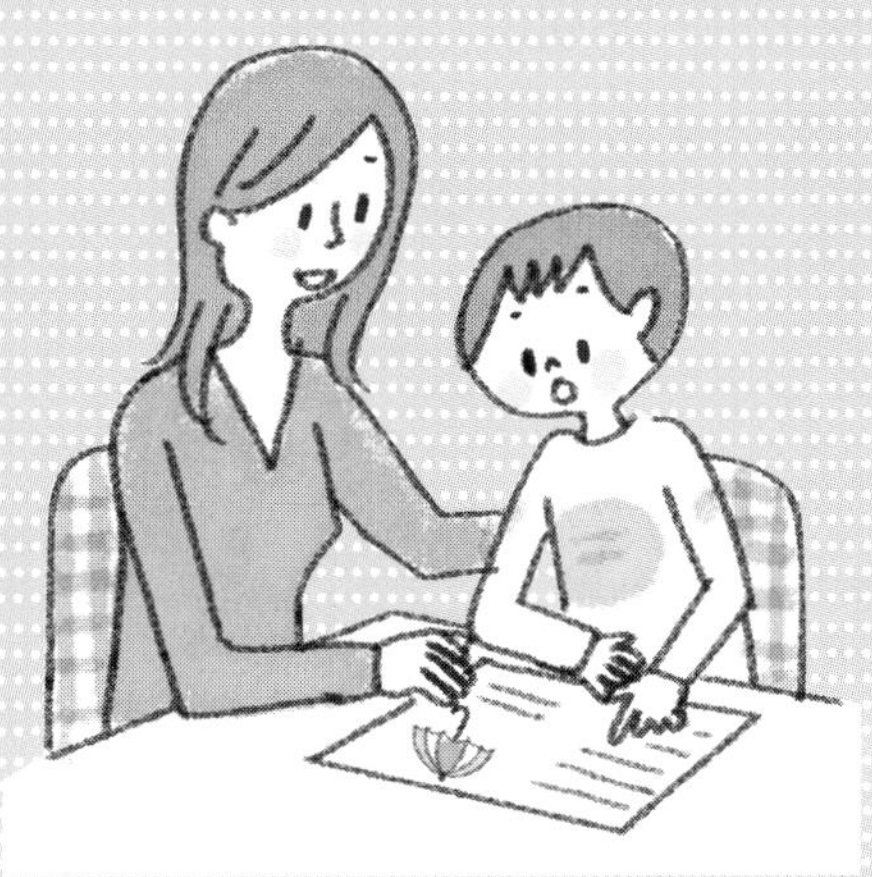

# 生活のなかで家族が接し方を見直していった

## これまでの話

友達との会話がうまくいかず、悩んでいるＡくん。ASDの特徴があることがわかり（P32参照）、本人も家族も、それまでとは考え方が変わってきました。

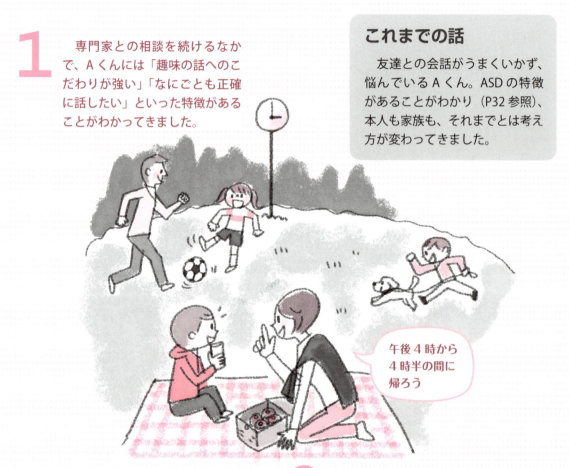

**1** 専門家との相談を続けるなかで、Ａくんには「趣味の話へのこだわりが強い」「なにごとも正確に話したい」といった特徴があることがわかってきました。

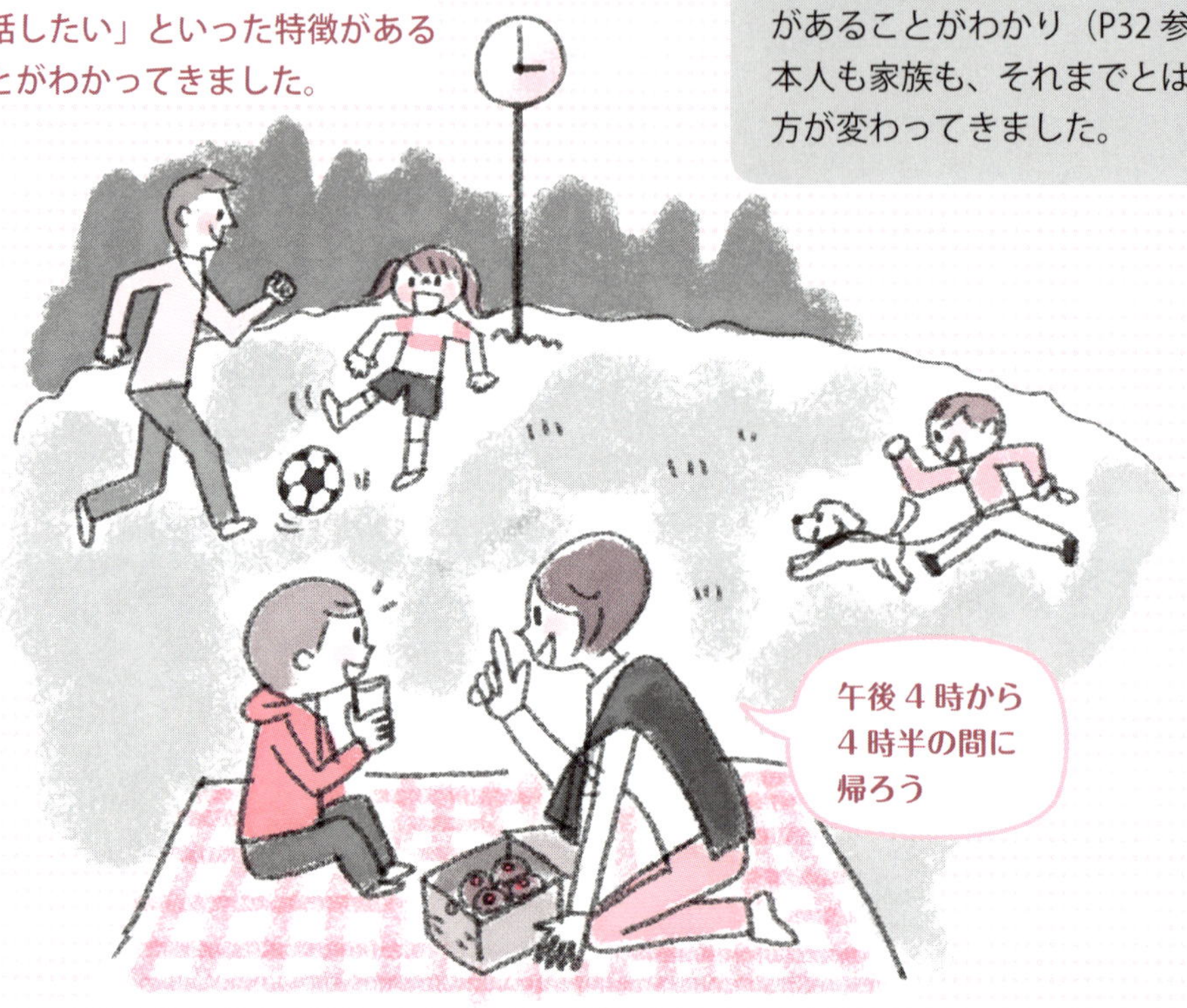
午後４時から
４時半の間に
帰ろう

Ａくんが言葉の正確性にこだわるので、家族は時刻を限定せず、時間帯に幅をもたせるようにした

**2** 家族はＡくんの特徴に合わせて話し方を調節していくことに。言葉を正確に使うように心がけ、趣味の話も、ときには時間をとって聞くようにしました。

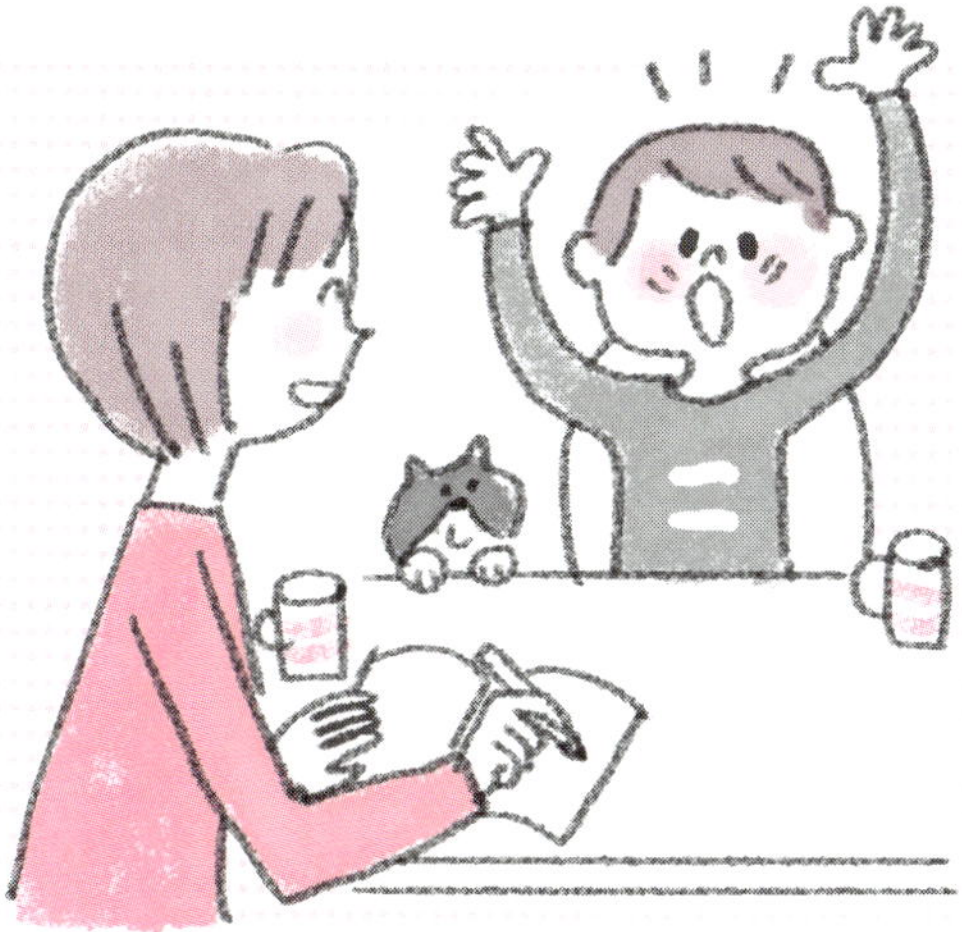

紙に書き出してAくんにみせると、本人も内容がマニアックになりすぎていることに気づいた

**3**　Aくんが細部にこだわって話がとどこおったときは、家族が話を紙に書いて整理しました。話の全体像やポイントを確認すると、Aくんもポイントをしぼって話せることが増えました。

**4**　Aくんが友達とどんな会話をしたいのか、ふだんどう思っているのか、本人の希望も聞いてみました。趣味の話をしたいというのがAくんの希望です。

**5**　家族はAくんに、友達と話すことに加えて、趣味の合う人を学校以外で探すこともすすめました。Aくんはさっそく地域のサークルに参加してみることにしました。

### なぜ家庭での見直しが有効なのか

　Aくんは学校で失敗をくり返すうちに、会話に対する自信をなくしていました。しかしAくんにはもともと会話への意欲があり、うまくできていた部分もあります。家族がAくんの得意なやり方を確認することで、彼の自信は回復していきました。

　第3章では、そのように子どもの個性をいかしながら「会話力」を育てる基本的な方法を、具体的に紹介していきます。

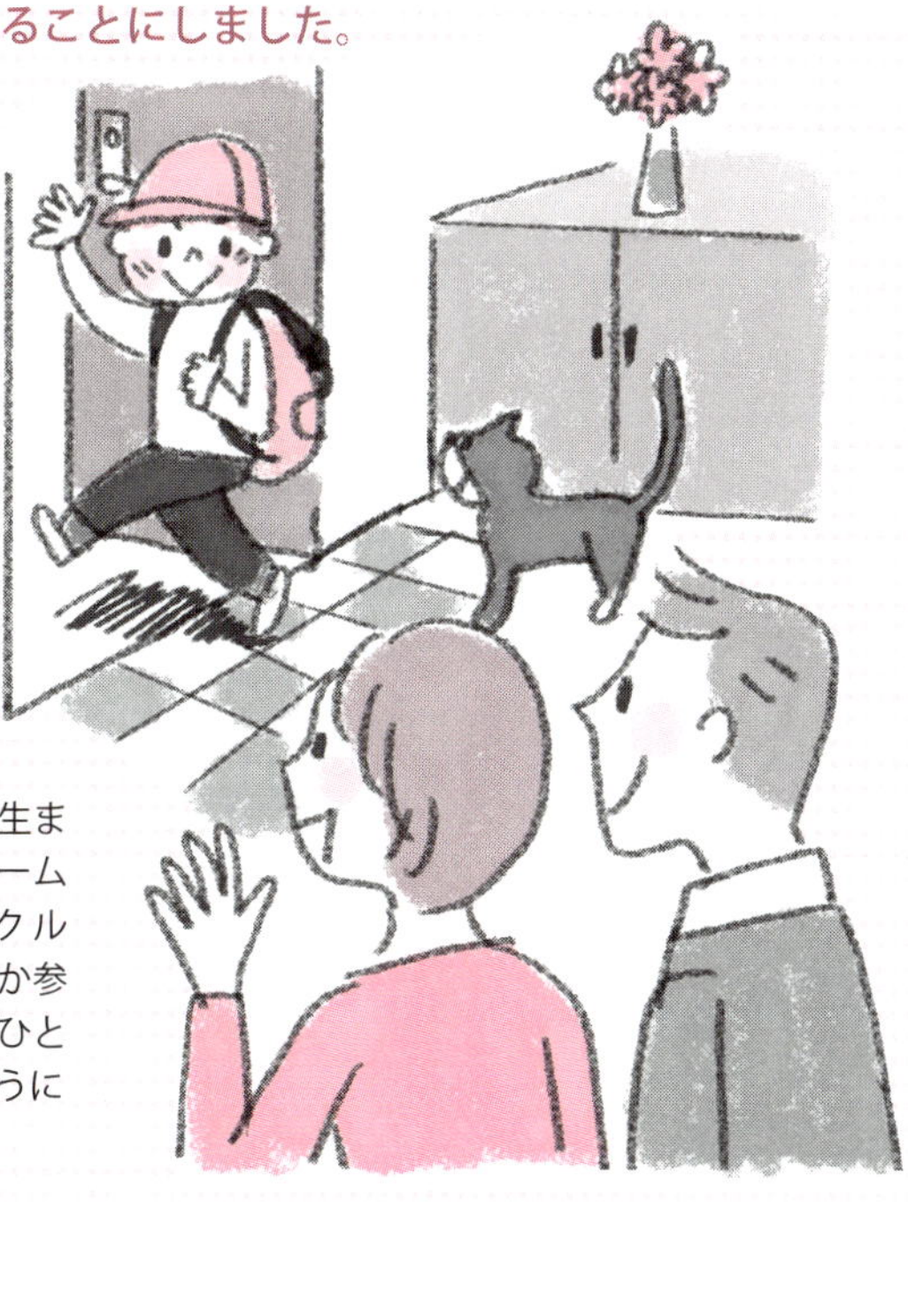

小学生から高校生までが集まる、ゲームのファンサークルへ。家族で何度か参加するうちに、ひとりでもいけるように

「会話力」の基本的な育て方❶

# まわりの人が「子どもとの会話」を楽しむ

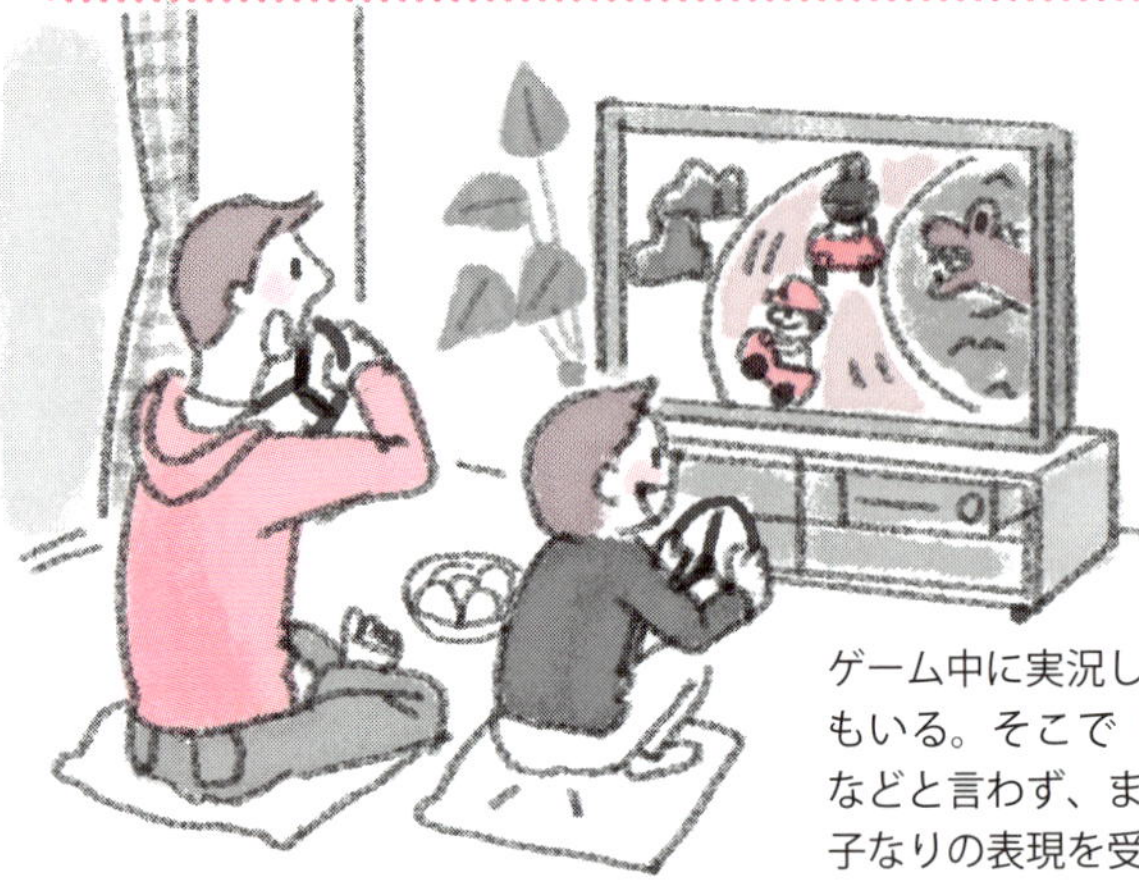

ゲーム中に実況している子もいる。そこで「静かに」などと言わず、まずはその子なりの表現を受け止める

**やり方**

## 楽しむことからスタートする

まわりの大人が「正しい話し方」を子どもに教えることよりも、その子の発想を受け止め、子どもとの会話を楽しむことからはじめましょう。会話を楽しみながら、子どものことを少しずつ理解していってください。

### 1 子どもの話し方を否定しない

子どもをよく観察して、その子の特徴を知ることからスタート。ちょっと変わった話し方をしていても、頭ごなしに否定しない

### 2 子どもとの会話を楽しむ

子どもを一般的な話し方に近づけようとするのではなく、その子独特の発想をまずは受け止める。そして苦手な面をサポートしながら、子どもとの会話を楽しむ

P56～57のASD、ADHD、LDそれぞれの特徴を個性として受け止め、適度にサポートするためのヒントも参考に。

家族や先生などまわりの人は、会話を楽しみながら、子どもの特徴を理解していくことができる

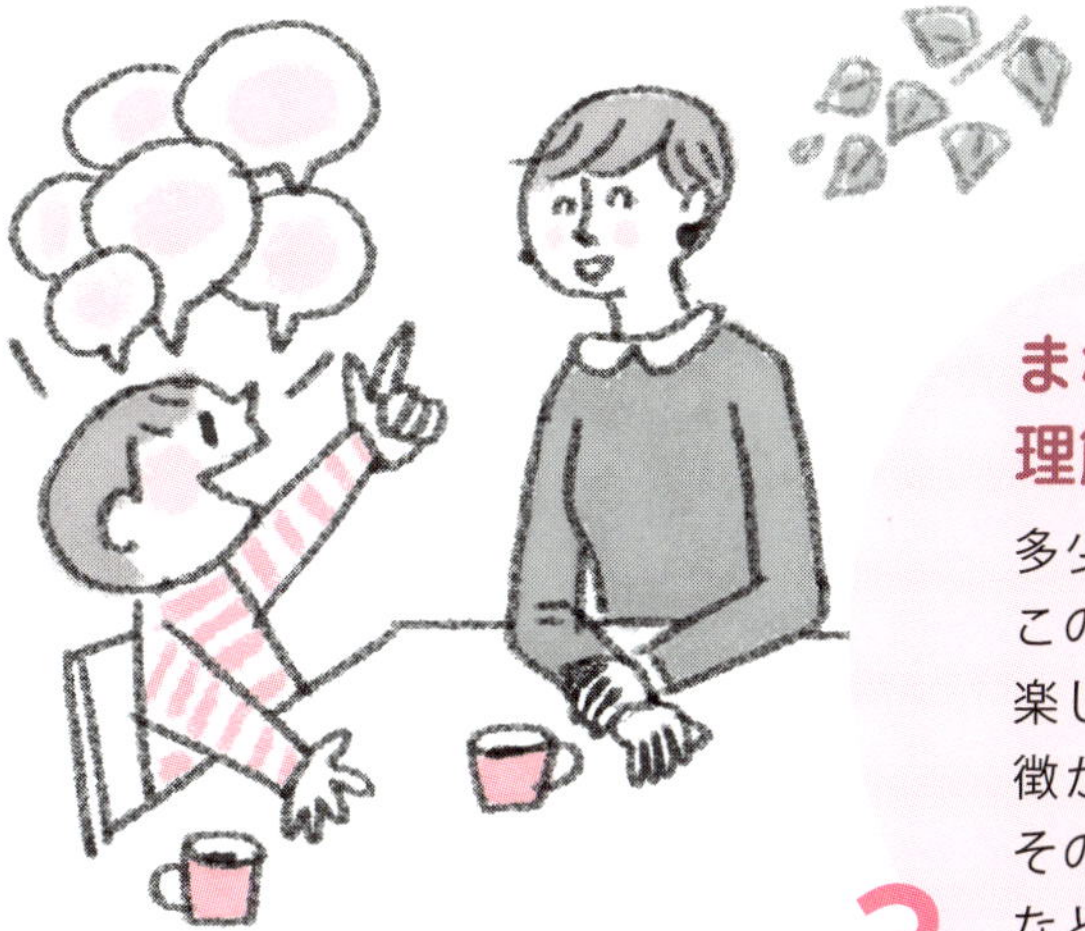

## まわりの人は子どもを理解できる

多少のすれ違いがあっても、この本を活用しながら会話を楽しんでいけば、子どもの特徴が少しずつわかってくる。その子に伝わりやすい言い方なども身についていく

3

## 本人は自分の力で成長していく

サポートを受け、自分らしい話し方で会話を楽しめれば、理解できることが増え、会話への意欲も強くなる。本人が自分で話し方や聞き方を考え、試行錯誤するようになる

- 言葉が身についていく
- わかることが増える
- 気持ち（意欲）もついてくる

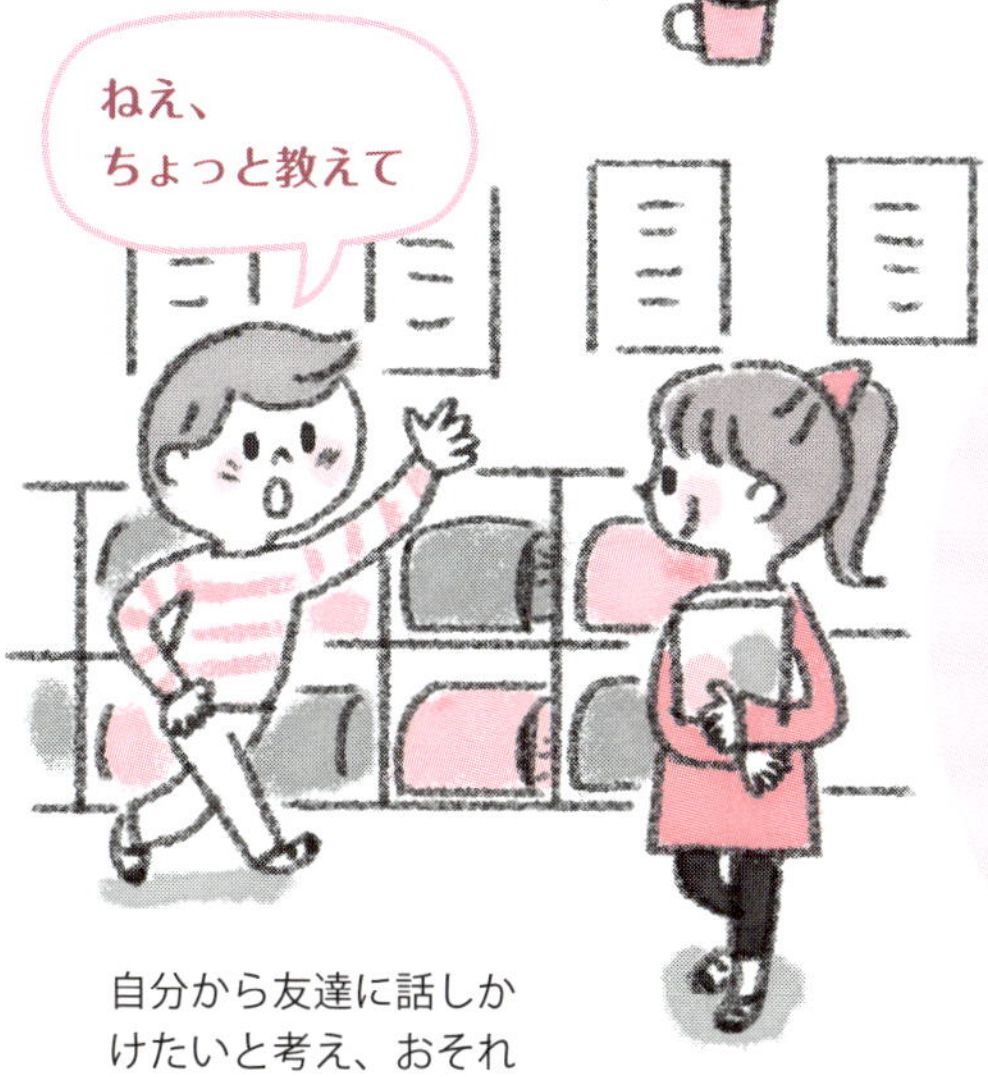


自分から友達に話しかけたいと考え、おそれずに実践できるように

ステップアップ

### 会話の型をつくっていく

一般的な会話の型に子どもを押しこむのではなく、その子らしい会話の型をつくっていきましょう。絵や図を使って話を整理すること（P78）、穴埋め式で考えること（P82）、相談の仕方を覚えること（P94）などが、子どもの得意な方法として活用できます。

発達障害の子は、人から指示されたやり方に合わせること、まわりの子に合わせることは苦手だが、自分なりに推論して、自分のやり方を変えていくことは十分にできる。その子らしいやり方をいかすほうが、会話力は伸びやすい。

## ASD の場合

### 趣味の話をベースにして会話を広げる

ASD の子は興味のあるものについて、自分なりの話し方で語ることを好みます。一般的な話題、一般的な話し方を求めるよりも、本人が意欲的にとりくめる趣味の話をベースにして、会話を広げていきましょう。

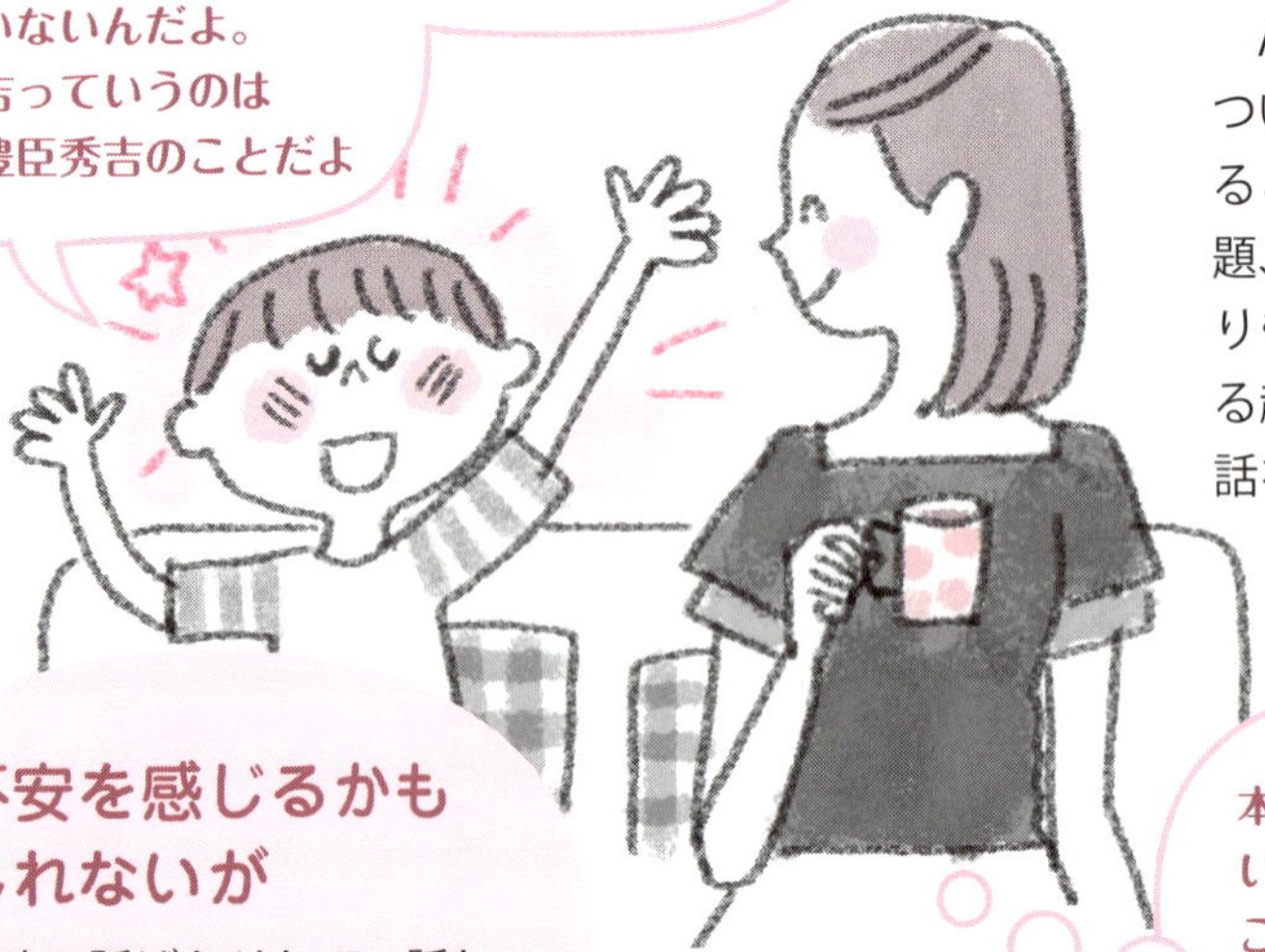

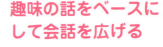

織田信長に仕えた武将のなかでとくに活躍した4人を「織田四天王」っていうんだ
でも意外なことに、そのなかには羽柴秀吉は入っていないんだよ。羽柴秀吉っていうのはのちの豊臣秀吉のことだよ
本人は楽しそうでいいけど、学校でもこういう話ばっかりしているのかしら
この調子で大丈夫かな……。ふつうの話ができるようになったほうがいいと思うんだけど


**不安を感じるかもしれないが**

趣味の話ばかりして、話し方にクセもあり、家族としては将来に不安を感じるかもしれない

**無理に変えないほうがよい**

しかし、そこで一般的な話し方を強要すると、子どもの得意な方法を否定し、苦手な方法を教えることになる

**できていることをベースにする**

それよりも「自分から話しかけられる」「クイズを楽しめる」といった、いまできていることをベースにして会話を広げていく

会話を広げていくためには、子どもがモチベーションをもてるようにとりくんでいくこと（P72）が重要です。ASD の子の場合、そのために趣味を活用（P64）できます。

## ADHD の場合

### 大事な話は前置きなしで最初に

ADHD の子は注意深く会話をするのが苦手。「落ち着いて」と声をかけるだけでは不十分です。まわりの人は話を複雑にしないように心がけ、本人にもそういう習慣を大切にしてもらいましょう。

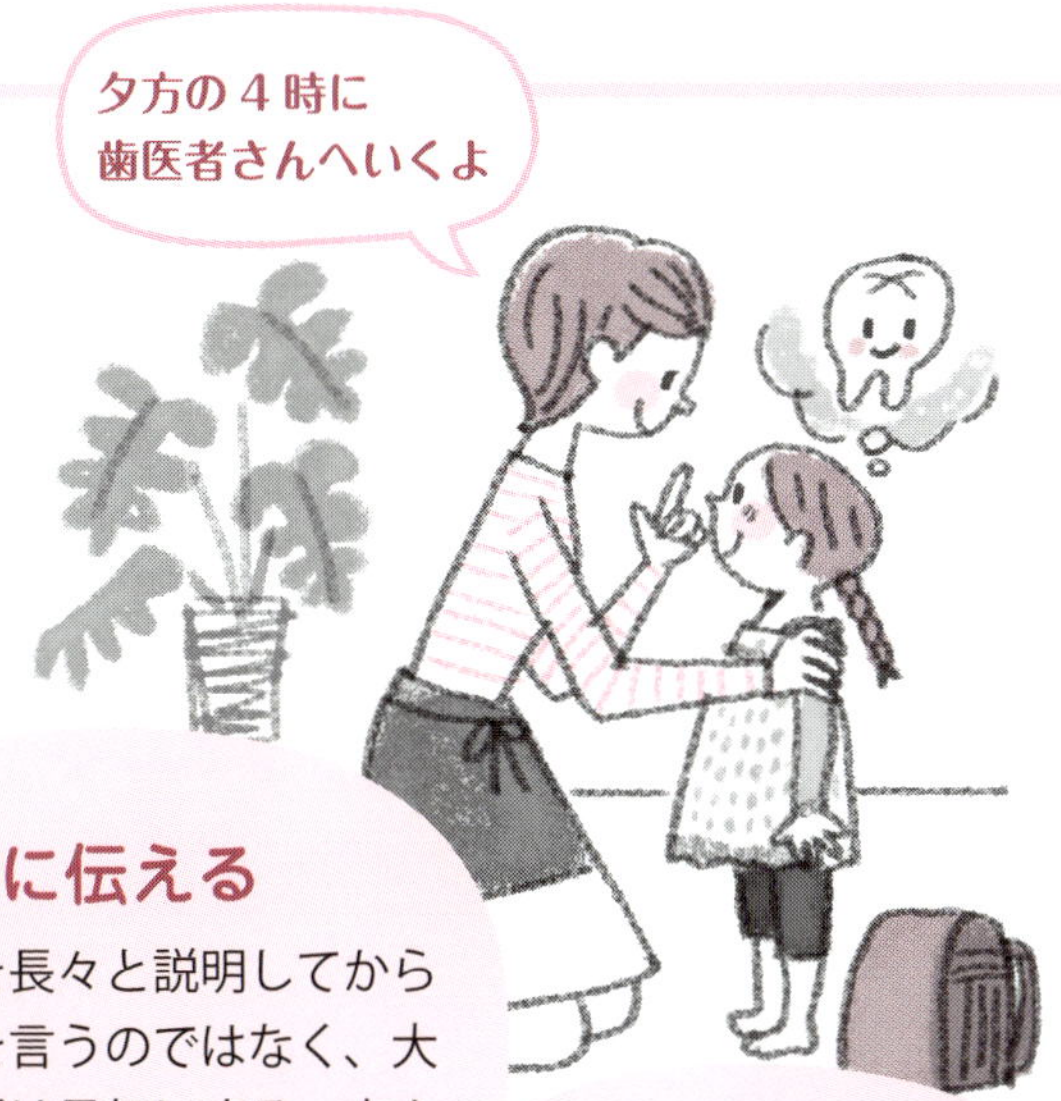


最初の一言でシンプルに用事を伝える。そのあとで、歯医者でする
こと、前後の予定など細部を話す

**最初に伝える**

細部を長々と説明してから結論を言うのではなく、大事な話は最初にする。本人にもそういう話し方を身につけてもらう

**あとで確認する**

最初に伝えても、子どもが忘れてしまうこともある。再度伝えて確認する

競技のルールなどの説明（P92）では話が複雑になりがちです。とくに重要な点を優先して伝えましょう。話の流れや全体を確認する（P58）のも有効です。

## LD の場合

### ゆっくりとシンプルに会話をする

LD の子にも ADHD の子と同じように、話を複雑にしない配慮が必要です。言葉の選択や話の組み立てに時間がかかっても会話を楽しめるように、まわりがペースや内容を調整しましょう。

**会話をシンプルに**

わかりやすい言葉でゆっくり話す。伝える内容もシンプルに。また、子どもが助詞などを間違えてもいちいち指摘しない

**視覚的な手がかりを使う**

話し言葉だけではわかりにくい子には、文字や写真などの視覚的な手がかりを活用する

話を整理するために文字や写真を使う（P60）のがおすすめです。写真を使って話を組み立てる体験をする（P80）と、会話の理解度アップにもつながります。

「会話力」の基本的な育て方❷

# 「話の流れ」を説明して、全体的な見通しを示す

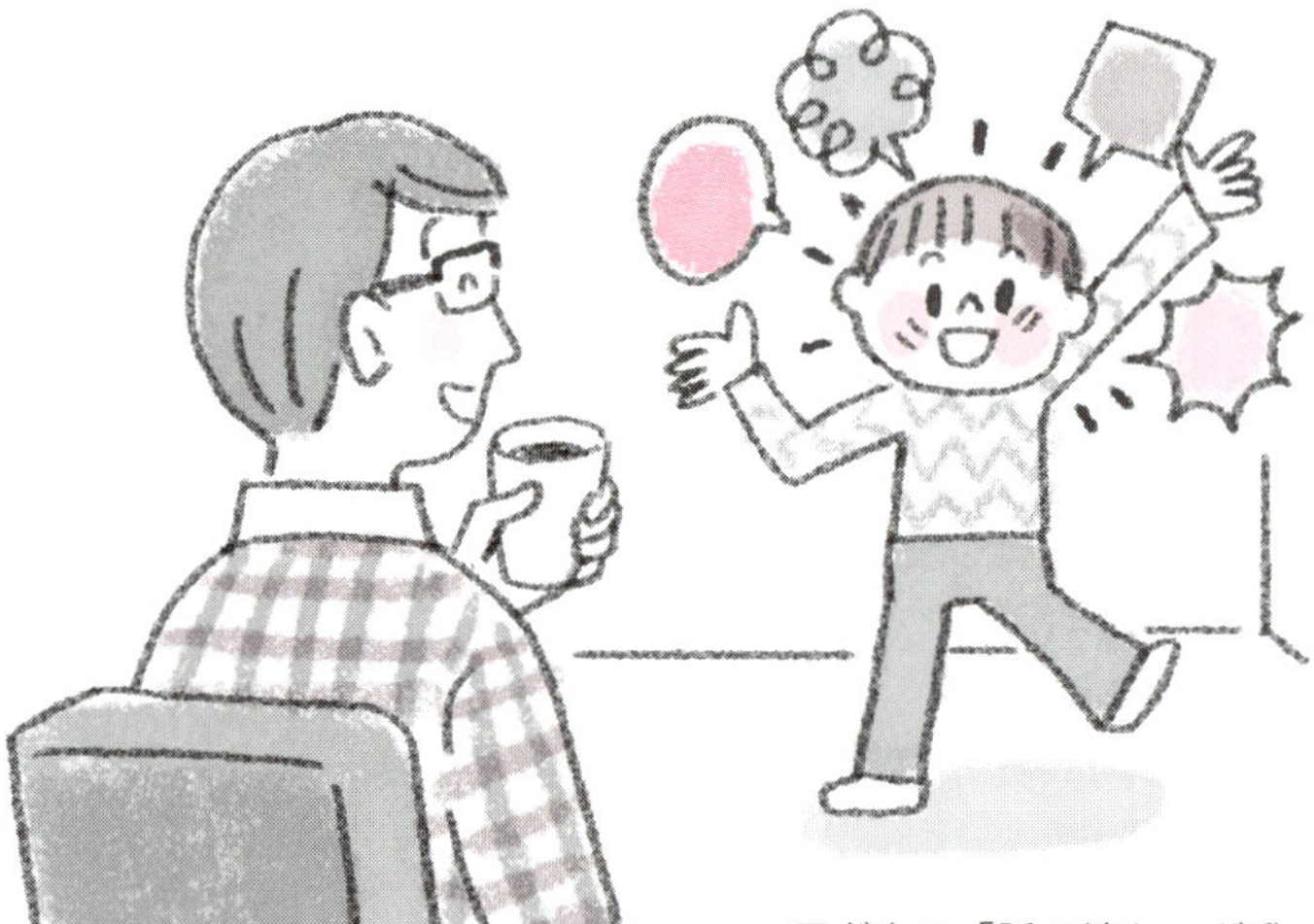

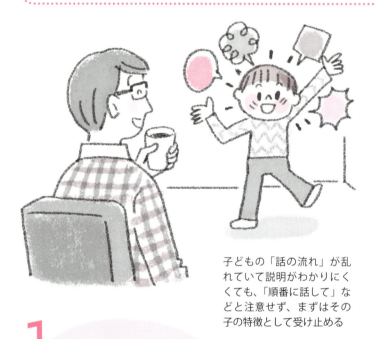

子どもの「話の流れ」が乱れていて説明がわかりにくくても、「順番に話して」などと注意せず、まずはその子の特徴として受け止める

**やり方**

## 全体像と流れを明確に

日頃からものごとの全体像や流れを具体的に示すようにすると、子どもは会話をするときに全体を意識したり、流れにそって話したりできるようになっていきます。実行機能の働きが弱いタイプの子に、とくに有効なサポートです。

## 1 うまく話すことを求めすぎないで

実行機能の働きが弱い子は、はやる気持ちをおさえ、話す内容や順序をよく考えてから説明するのが苦手。その困難を受け止める

同じ実行機能の問題でも、ASD、ADHD、LD それぞれの特徴によって、現れ方は微妙に変わってくる。

- ASD の子は、話の流れよりも自分の興味に意識が向きやすい
- ADHD の子は、気がはやって話の流れが乱れやすい
- LD の子は、話の流れを整理するのに時間がかかることがある

### 日頃から話の流れを示すようにする

日頃の会話でも、まわりの人が話の流れを意識し、その話題のスタートとゴールや順序などをあえて言葉にする。文字で示すのもよい

## 2 子どもの話をまわりの人が整理

子どもがあせってうまく話せないときには、まわりの人がその子の話を整理する。ノートに書きとめ、本人にみせて確認するのもよい

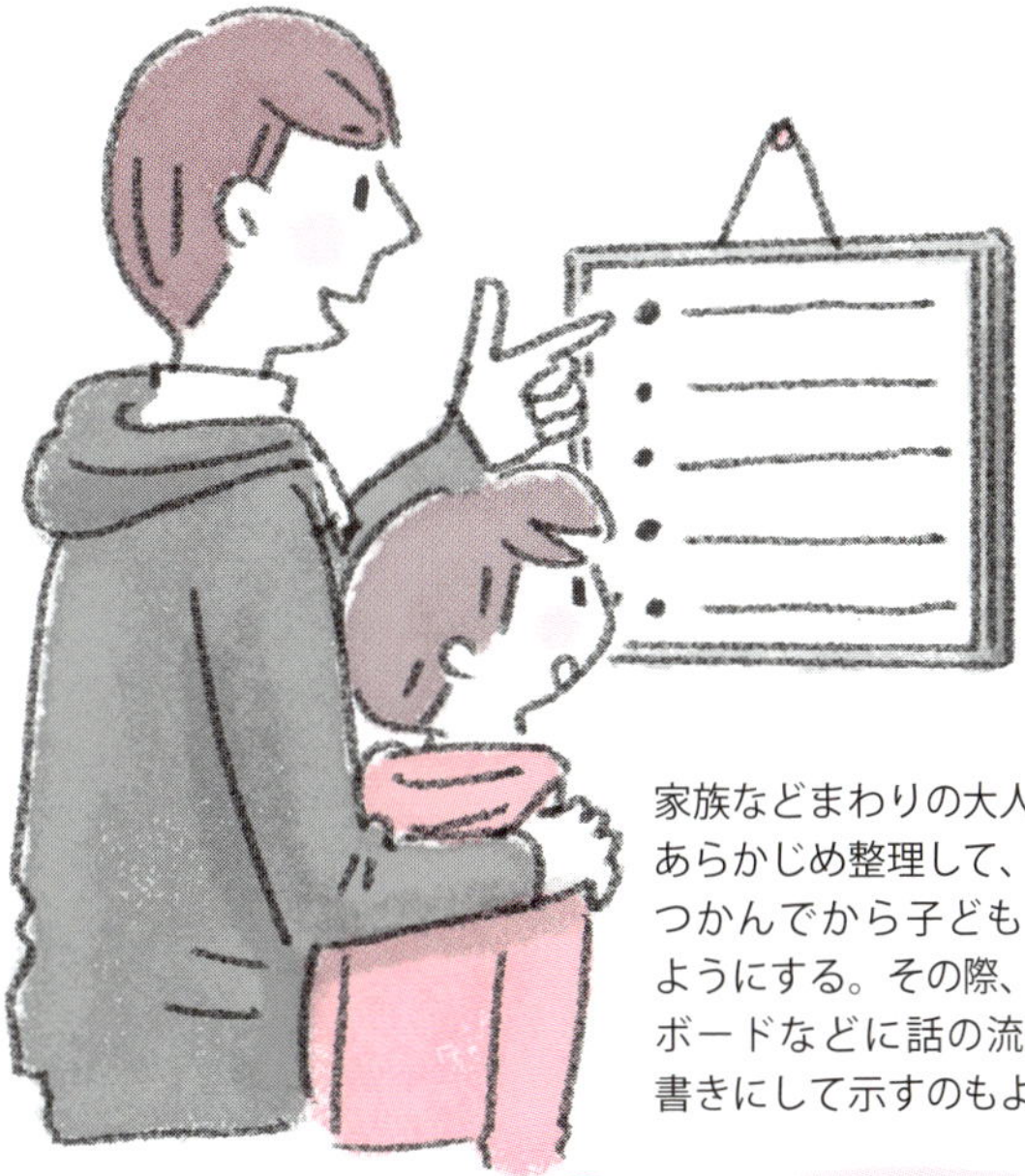

家族などまわりの大人は、話をあらかじめ整理して、全体像をつかんでから子どもに伝えるようにする。その際、ホワイトボードなどに話の流れを箇条書きにして示すのもよい

## 3 子どもが話の流れを意識できるように

子どもがすぐに説明上手になるわけではないが、話の全体像や順序に少しずつ意識が向くようになっていく

子どもの特徴に合わせて、見通しの示し方をアレンジするのもよい。

ASDの子には文字や絵で話の流れをみせると、伝わりやすい場合がある

ADHDの子には落ち着きを求めるよりも、話をいっしょに整理するほうがよい

LDの子には時間をかけ、平易な言葉を使って、話の流れを伝えていくとよい

ステップアップ

### 活動の振り返りにもつながる

話の流れを理解する経験は、友達とのケンカなどを振り返って考えるとき（P90）や、場面ごとのルールの理解（P92）につながっていきます。

「会話力」の基本的な育て方❸

# 文字や写真を使って「話のポイント」を整理する

やり方

### ポイントをわかりやすく示す

　発達障害の子は話のポイントを把握するのが苦手なので、わかりやすく示しましょう。文字や写真を使うと要点が伝わりやすくなり、会話がスムーズになります。中枢性統合の働きが弱い子に、とくに有効なサポートです。

### 1 まずは複雑で曖昧な言い方に気をつける

会話に余談や仮定の話がまざって複雑になったり、曖昧な言い方をしたりすると、子どもはポイントを理解しにくくなる。まずはそのような言い方に気をつける

　話が複雑になると、発達障害の子は細部にこだわったり気が散ったりして、要点をつかめなくなりがち。話のポイントを整理して、わかりやすく示したい。

### 2 家族や先生が話を整理する

家族や先生などまわりの人が子どもに伝えたいことをあらかじめ整理して、話のポイントをしぼっておく

話の途中で口を出す子もいれば、話をじっくりと聞く子もいる。それぞれに聞き方の特徴がある

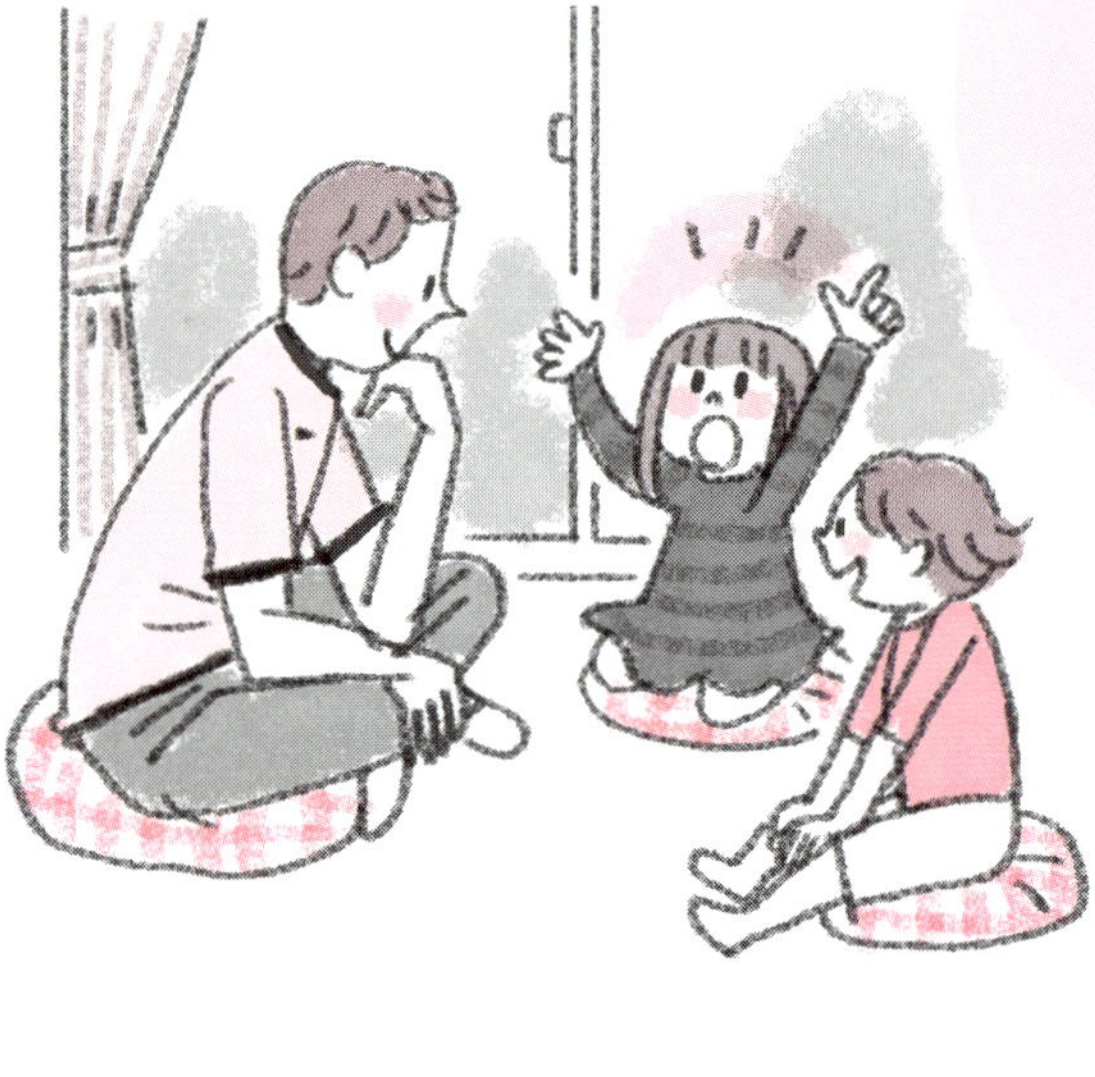

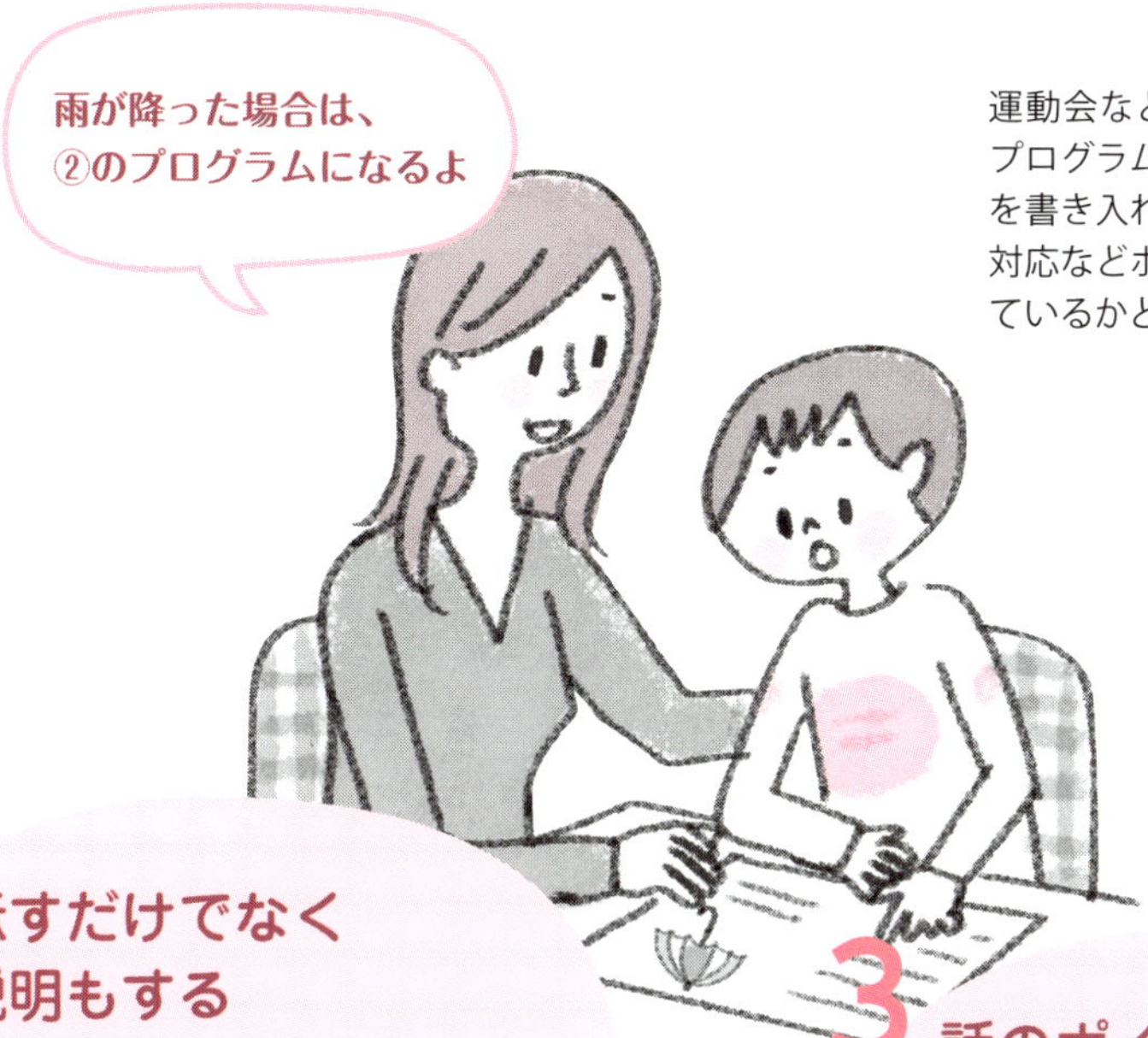
雨が降った場合は、
②のプログラムになるよ

運動会などの行事について、プログラムに雨のマークなどを書き入れて説明。荒天時の対応などポイントを理解できているかどうか、確認する

話し言葉だけでは情報が流れていってしまい、記憶にとどまらないという子が多い。文字や写真で示すと、形に残ってあとで確認できるという利点もある。

## 3 話のポイントを明確に示す

子どもの特徴に合わせて、話のポイントを明確に示す。ノートやホワイトボードなどにキーワードを書き出すなどして、文字や写真などの視覚的な手がかりを活用する

## 4 示すだけでなく説明もする

文字や写真でポイントを示したうえで、話し言葉でも説明する。子どもがみたり聞いたりする姿をみて、理解度を確認。必要であれば示し方をアレンジする

ステップアップ

### 常識をわかりやすく示す

世間では常識でも、明確に示されないため、発達障害の子には理解しにくいことがあります。「家族と先生の役割（P74）」「教室内での声の大きさ（P76）」「暗黙の了解となっているタブー（P84）」などの理解にも、文字や写真、図が役立ちます。

支援者からアドバイス

### アナログな情報が苦手です

ASDの子は、人にけわしい表情で「早くやりなさい」と言われても、その意図をつかめないことがあります。表情や形容詞のようにアナログな（境目が曖昧な）情報を理解するのが苦手なのです。「〇時までに」などと具体的に伝えるようにしましょう。話のポイントをデジタルに（数字などで明確に）示すのが支援のコツです。

「会話力」の基本的な育て方④

# 4分割表を使って「子どもの気持ち」を書き出す

気持ちを聞いても、モジモジしてなかなか話し出せない子もいる。それでも説教に切り替えず、大人は聞き役に徹する

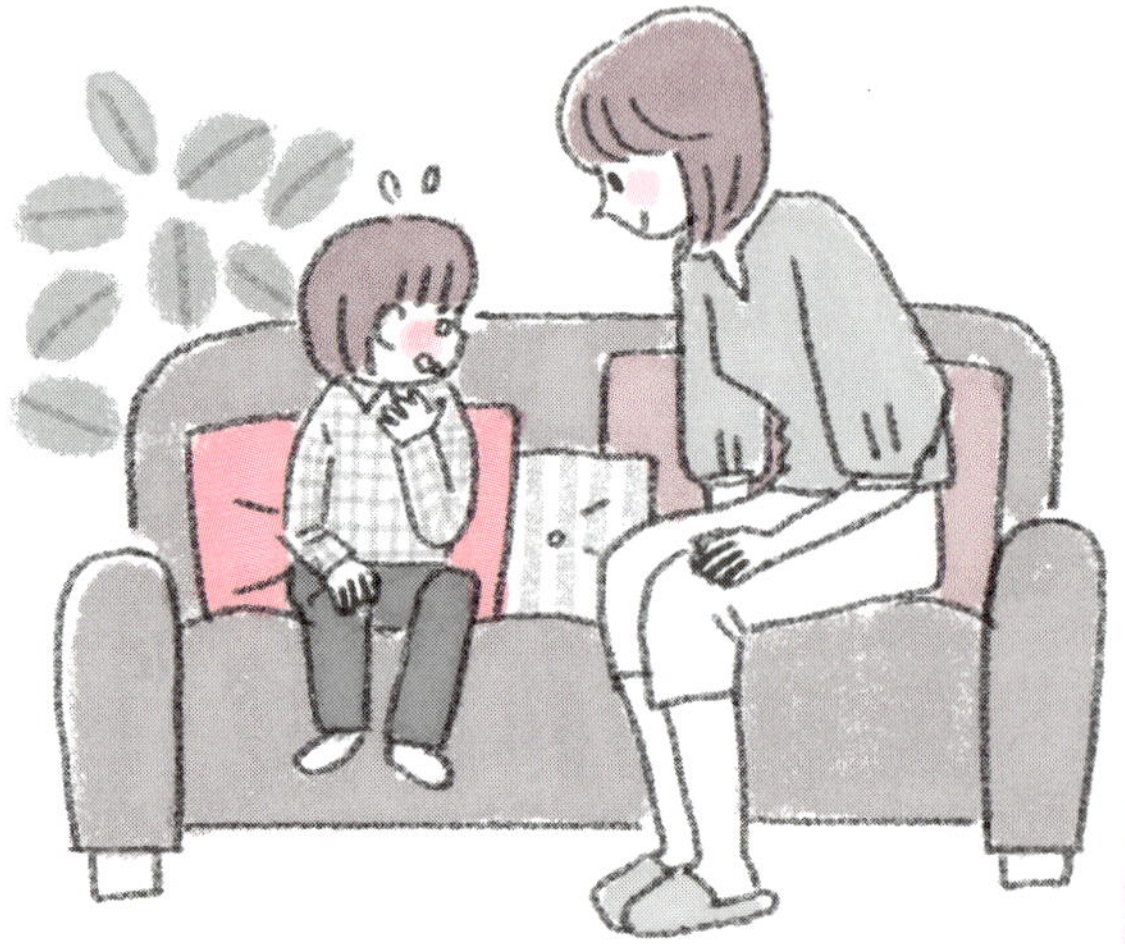

**やり方**

## 気持ちを文字にしてみせる

　心の理論の働きが弱い子は、自分の気持ちや人の気持ちを察することが苦手です。通常の会話では、心の動きを理解しきれないことがあり、それがトラブルにつながる可能性があります。気持ちを文字で書き出して、確認してみましょう。

### 1 注意したくなる気持ちをおさえて

会話のトラブルが起こると、子どもに「そんな言い方はダメ」「相手の気持ちを考えて」などと言いたくなるが、その気持ちをおさえる

　心の理論の働きが弱い子は、自分と相手の立場の違いを考えるのが苦手。「相手の気持ちを考えなさい」と注意するだけでは、その子には打開策が見出せない。

### 2 まずは子どもの話を聞く

ただ反省をうながすのではなく、子どもの気持ちや考えを聞いてみる。うまく表現できない子もいるが、質問を工夫（P82）して根気よく話を聞く

### 4分割表の使い方

子どもの話をざっくりと整理するための表です。項目の分け方は自由ですが、たとえば子ども本人と相手を分け、それぞれの気持ちと行動を整理していくという方法があります。気持ちと発言を分けて書き出していくのもよいでしょう。

| | 気持ち | 行動 |
|---|---|---|
| 本人 | | |
| 相手 | | |

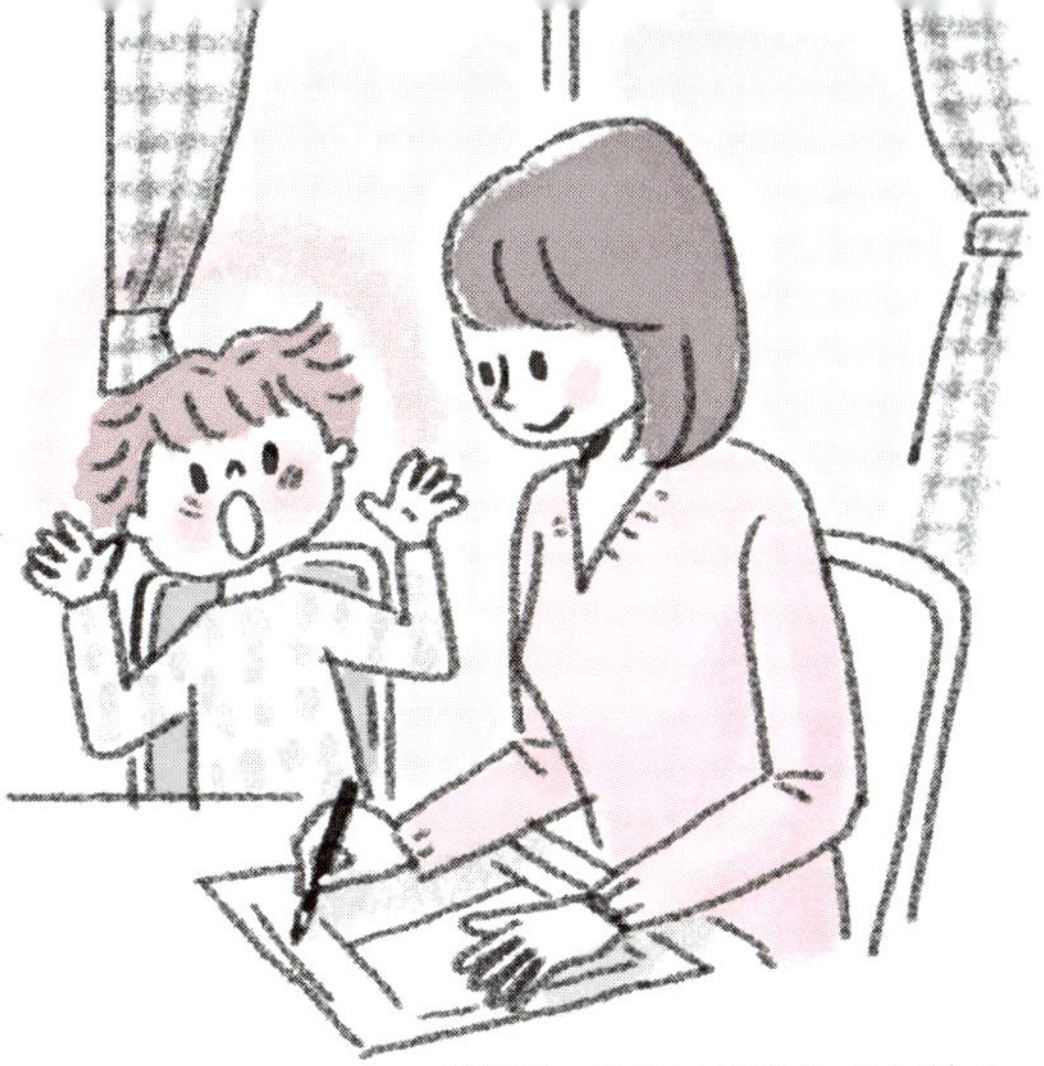

「嫌だったのはあなたの気持ちだね。それで相手はどんな行動をしたの？」などと話しながら、行動と気持ちを整理していく

## 3 行動と気持ちを書いて整理

子どもの話を聞きながら、紙に書き出していく。その際、本人の理解と、まわりの人が感じていることのギャップなどを説明する

## 4 ほかのやり方も試す

４分割表はひとつの例。考えを図にする「マインドマップ」形式や、絵・写真を合わせて使う方法など、ほかのやり方も試して、子どもに合う方法を探す

ステップアップ

### 観察を習慣に

心の読みとり支援（P86・P88）をおこなうと、相手の立場を意識しやすくなります。４分割表と合わせてとり入れるとよいでしょう。表を書くよりもコミック形式（P91）を好む子もいます。参考にしてみてください。

「会話力」の基本的な育て方❺

# 家族以外の人と「趣味の話」ができるようにする

地域には、マジックや鉄道、プラモデル、カメラ、陶芸などさまざまな同好会がある。参加してみると、年上の学生や大人と交流できる場合もある

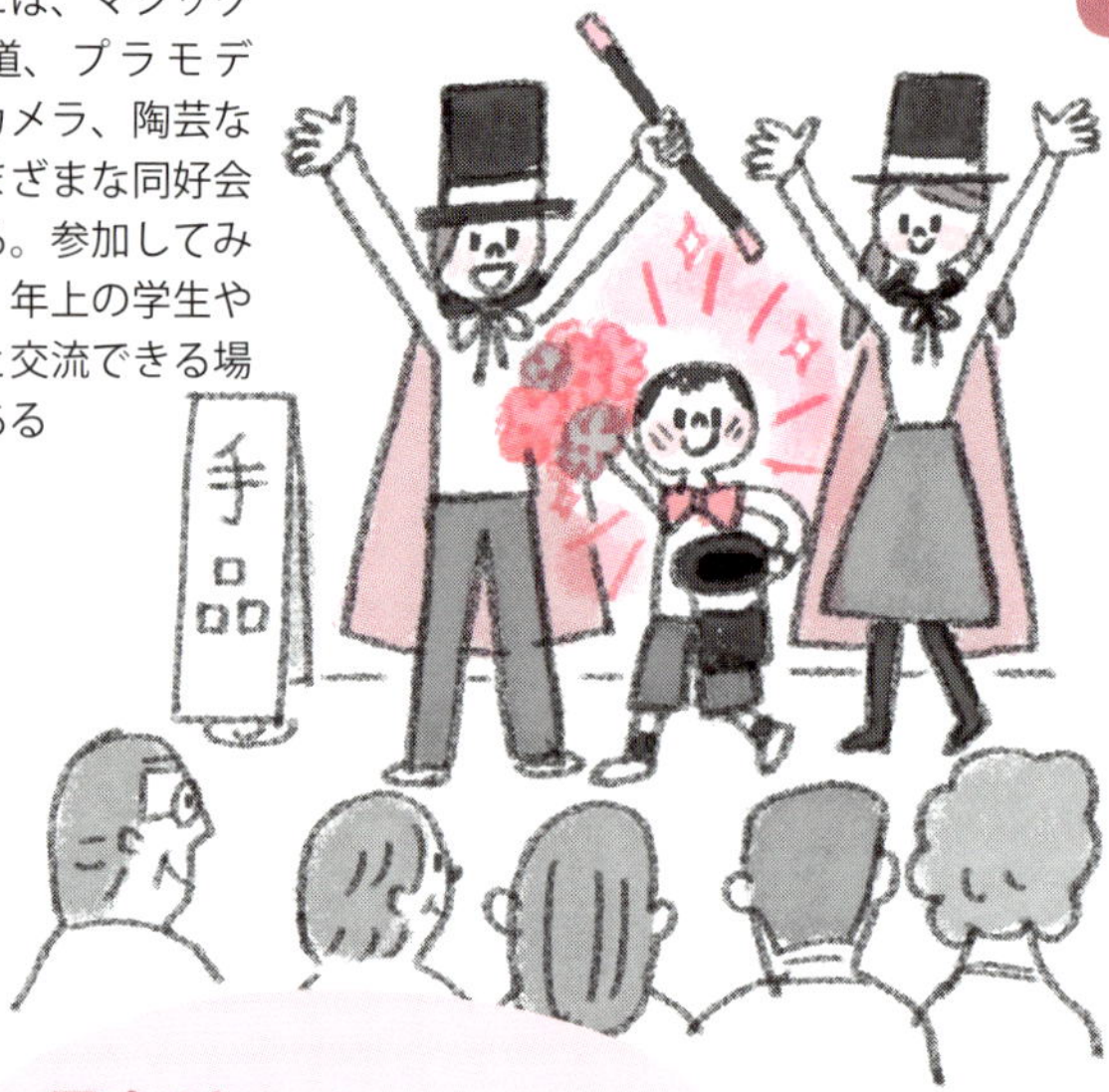


**やり方**

## 家庭の外にも居場所をつくる

家庭で P54 ～ 63 のようなサポートをおこなうとともに、家庭の外でも会話を体験できるように、交流の機会をつくりましょう。学校で友達と話すのもよいのですが、地域で趣味の合う相手をみつけると、さまざまな経験につながっていきます。

### 1 本人にグループを紹介する

子どもが小学校高学年くらいになり、ひとりでもイベントなどに参加できるようになったら、その子の趣味に合うグループや活動を探して説明する

趣味が合っても、会話や活動のペースが合わないグループもある。子どもが会話や交流を楽しめることが重要。すぐにはみつからない場合もあるが、根気よく探す。

### 2 居心地のよいグループへ

見学したり体験したりして、グループの様子を確認。最初は家族で参加してもよい。子どもにとって居心地のよいグループであれば、継続的に参加する

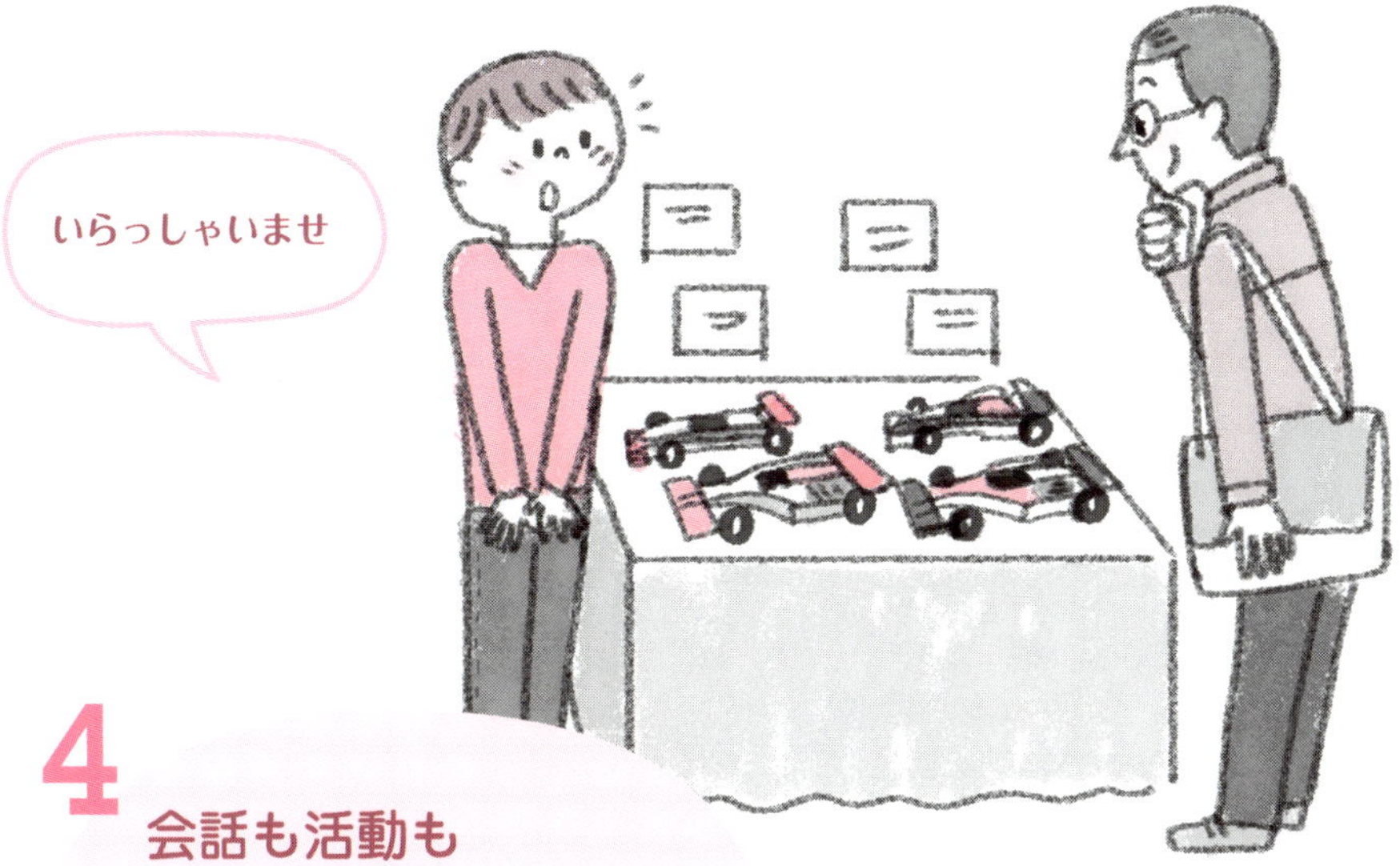


プラモデルの同好会などでは、展示イベントを開催することも。仲間といっしょに参加して、お客さんにあいさつをするなど、経験が広がる

## 3 意欲的になっていく

趣味に関する交流であれば、子どもは会話で多少すれ違うことがあっても、意欲的に参加できる。また、相手が年上であればフォローしてもらえる場合もある

## 4 会話も活動も広がりやすい

楽しみながら会話や交流を体験できるので、子どもが苦手意識をもちにくい。活動の幅も広がりやすく、よい経験になる

ステップアップ

### 家族はフォローを続ける

子どもが主体的に活動していきますが、家族もフォローを続けましょう。重要なのは本人のモチベーション（P72）。無理に参加していないかどうか、子どもの気持ちを定期的に確認してください。子どもがひとりで参加する場合には、人を頼るコツ（P94）を教えることも大切です。

支援者からアドバイス

### 学校では趣味の話をひかえるのも一案

趣味の話がマニアックになりがちな子は、友達相手にはその話をひかえ、地域のサークルなど話が合う場で思う存分語るようにするというのも、ひとつの方法です。

本人の話したいという気持ちが満たされ、友達とのすれ違いも減って、生活上のストレスが大きく軽減される可能性があります。

Column

# 親の会や当事者の会もよい経験に

## 子どもの特徴への理解を得やすい

地域のグループや活動では、趣味が合っても、子どものさまざまな特徴について、理解や配慮が得られないこともあります。

理解のある環境のほうが子どもがのびのびと活動できそうな場合には、発達障害の子を育てる親の会や、発達障害のある当事者の会に参加するのもよいでしょう。

最近では、そういった会のなかで、鉄道やゲームなど趣味のサークルをつくっているところもあります。理解や配慮を得やすい環境で、会話や交流を経験することができます。

親の会や当事者の会では、子どもが理解を得やすい。会話で多少のすれ違いがあっても、注意されることが少ない

ほかの子どもと共通点があるため、活動のペースが合いやすい。子どもが無理をせずに参加できる

年齢差のある子から、話し方や聞き方を教えてもらえたりする。その手法が子どもにぴったり合う場合もある

年上の子が活動をリードしていて、その話し方が参考になるという場合もある

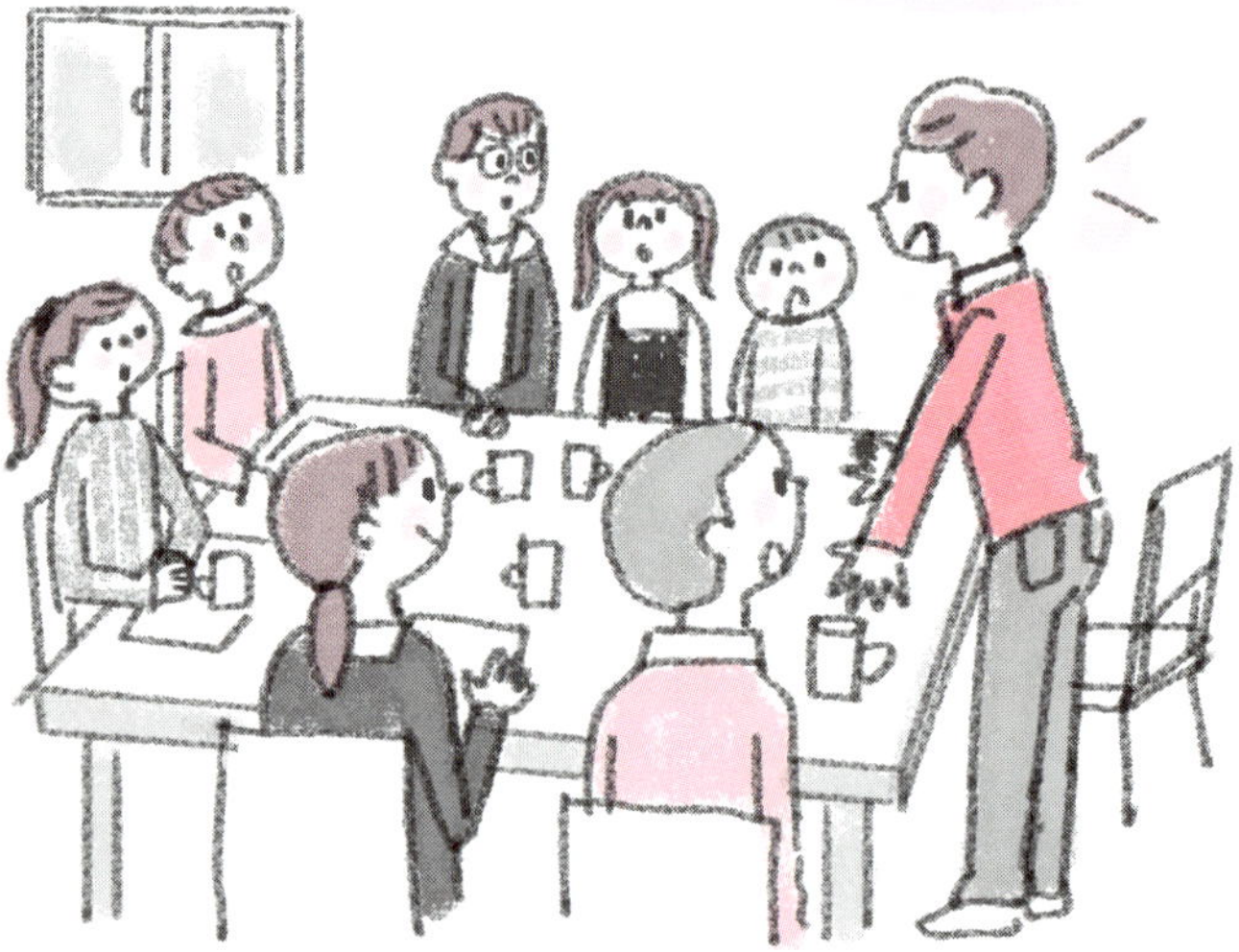

# 4

# 「療育」の活用で「会話力」をさらに伸ばす

発達障害の子に、その子の特徴に配慮した
治療的な教育をおこなうことを「療育」といいます。
療育の専門的な手法のなかには、
子どもの「会話力」を伸ばすために
家庭でとり入れ、活用できるものもあります。

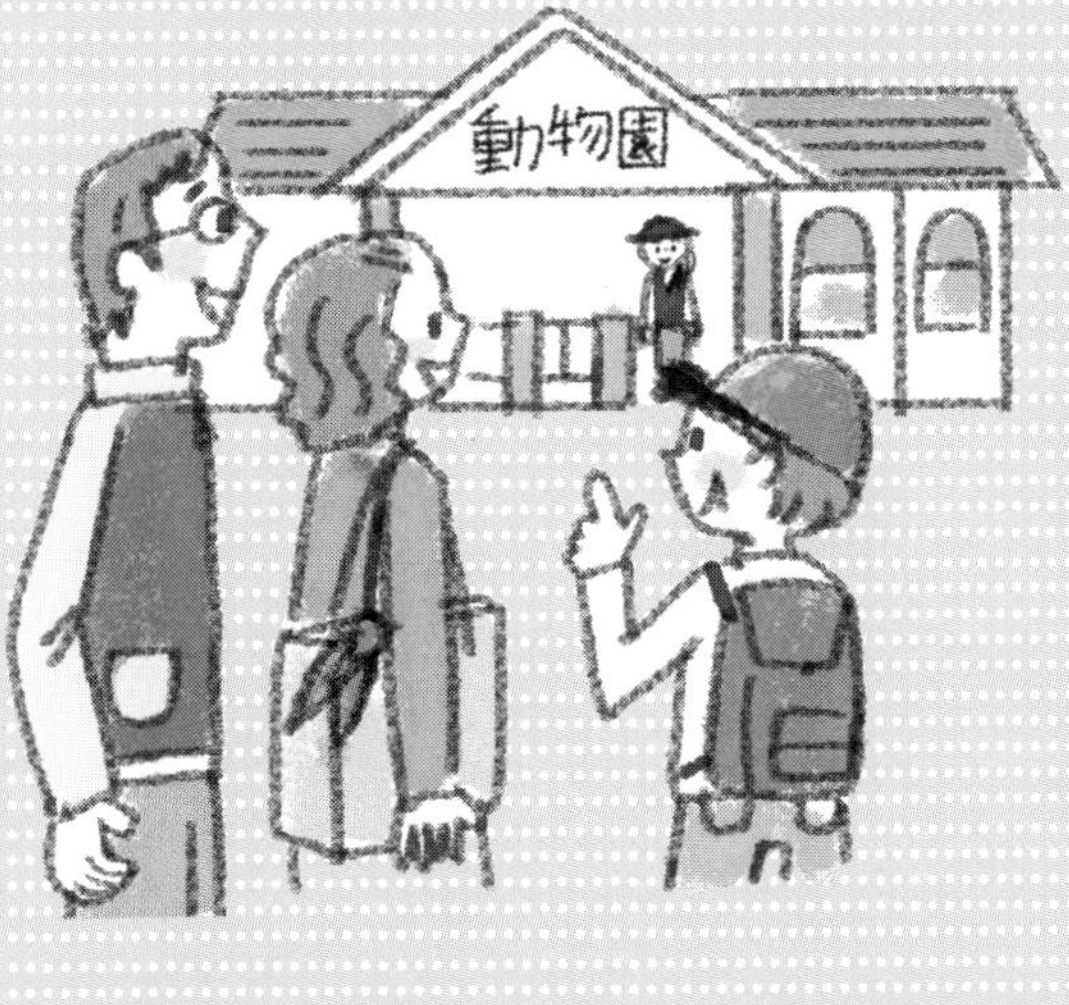

# 情報の読みとり方を教えると、会話がさらにスムーズに

1　対応を続けるなかで、新たな課題がみつかることもありました。Aくんは先生にも友達にも敬語で話しかけていて、友達との会話がはずみにくかったのです。

## これまでの話

家族はAくんの特徴を理解し、家庭での会話を見直しました（P52参照）。それによってAくんの話し方や聞き方が変化し、会話がかみ合うことが増えました。

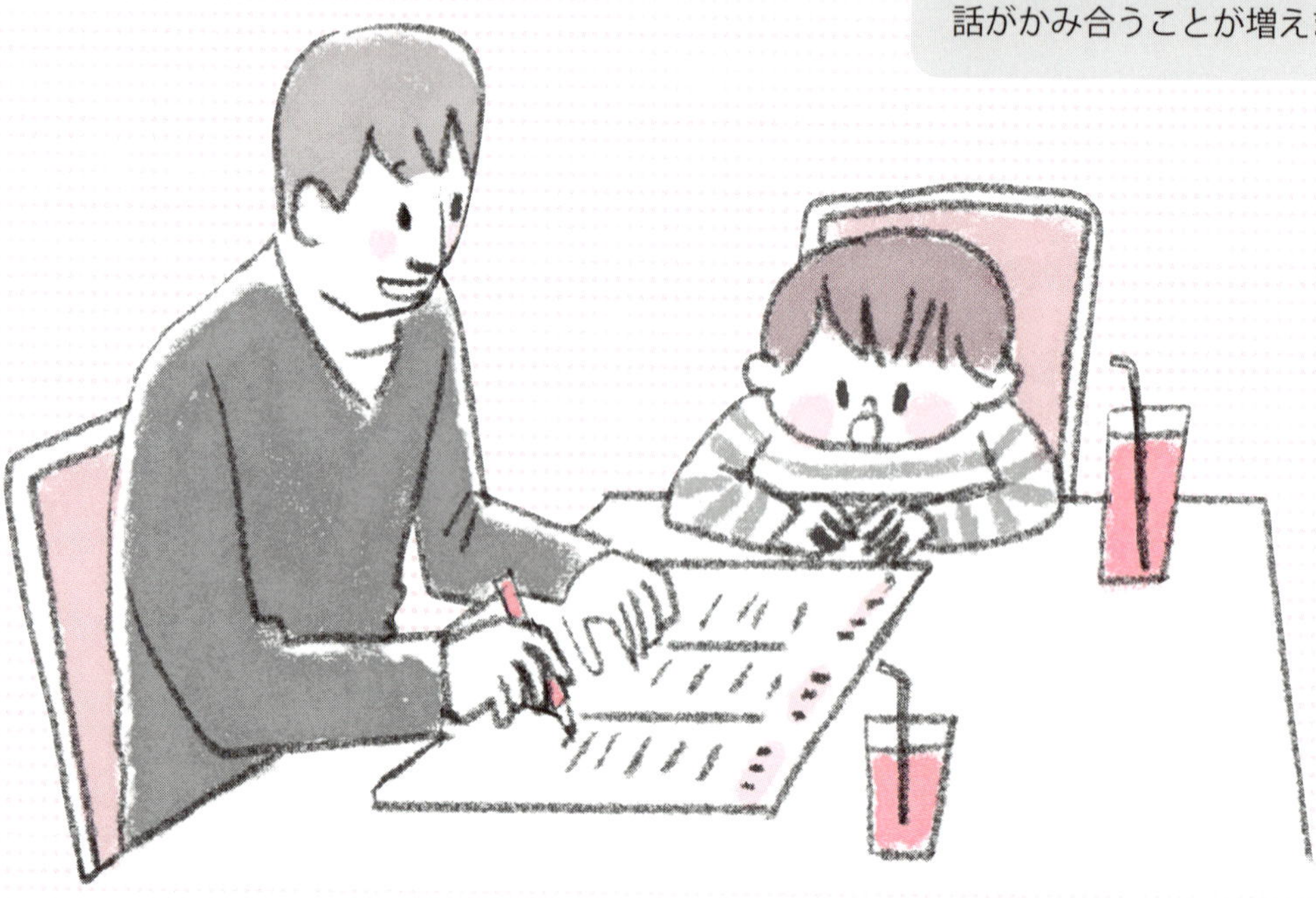

Aくんは敬語と「タメ口」の使い分けに悩んでいたので、そのポイントを具体的に書き出して、基本的なルールとして説明した

2　ASDの特徴があるAくんには、先生や友達との関係性という目にみえない要素を理解するのが苦手でした。家族はそれも紙に書き出して、Aくんに示しました。

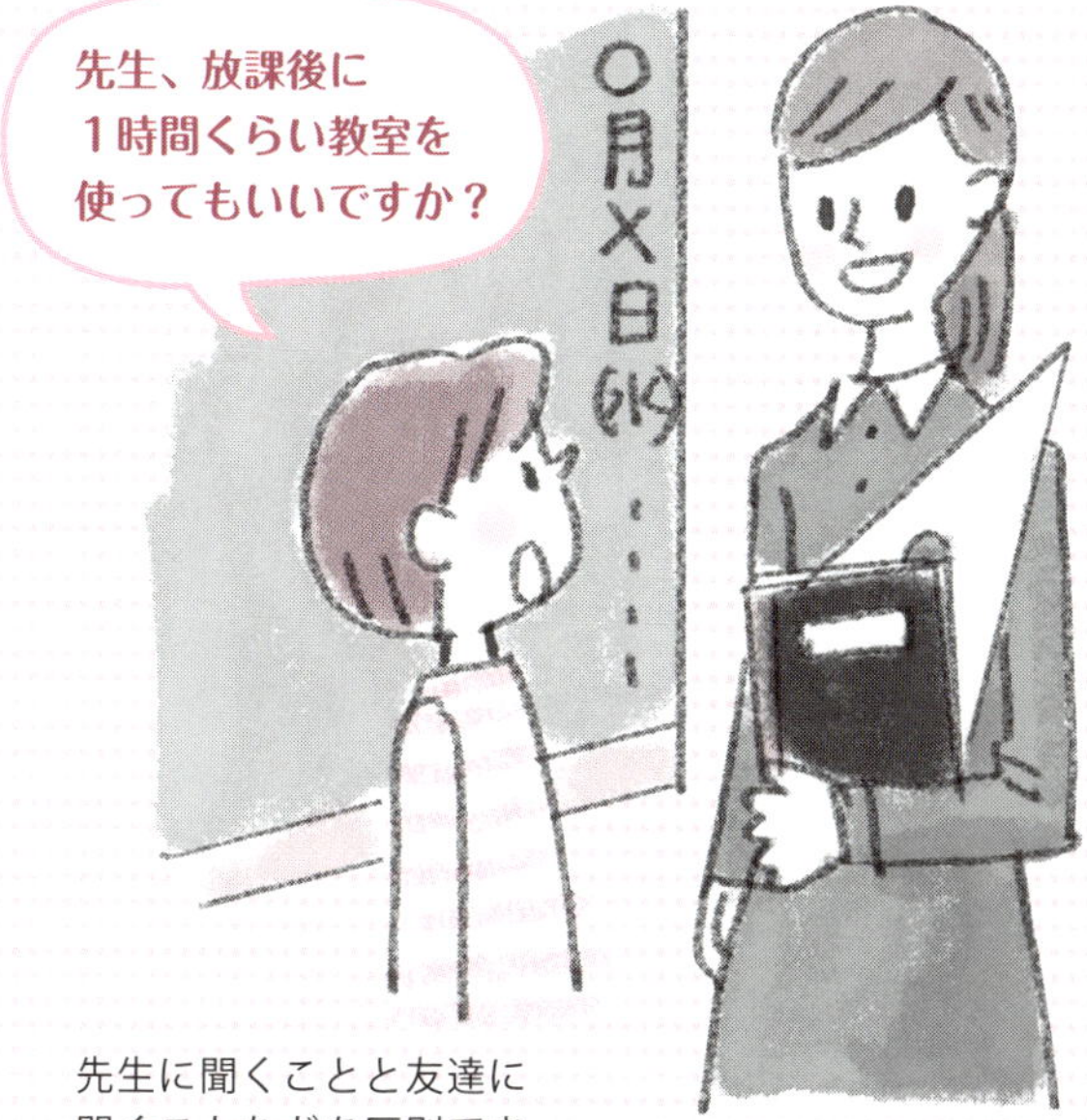
先生、放課後に
１時間くらい教室を
使ってもいいですか？

先生に聞くことと友達に聞くことなどを区別できるようになってきた

**3** そのほかにも家族からさまざまなサポートを受け、学校生活でよくわかっていなかったこと、混乱していたことが解消していきました。

**4** 話し相手や話の内容を適切に選べることが増え、家庭だけでなく、学校でもそれなりに会話を楽しめるように。

**5** 当意即妙に答えることはなかなかできませんが、場の状況を観察して「こうすればいいんじゃないか」と推論を立て、行動することはできるようになってきました。

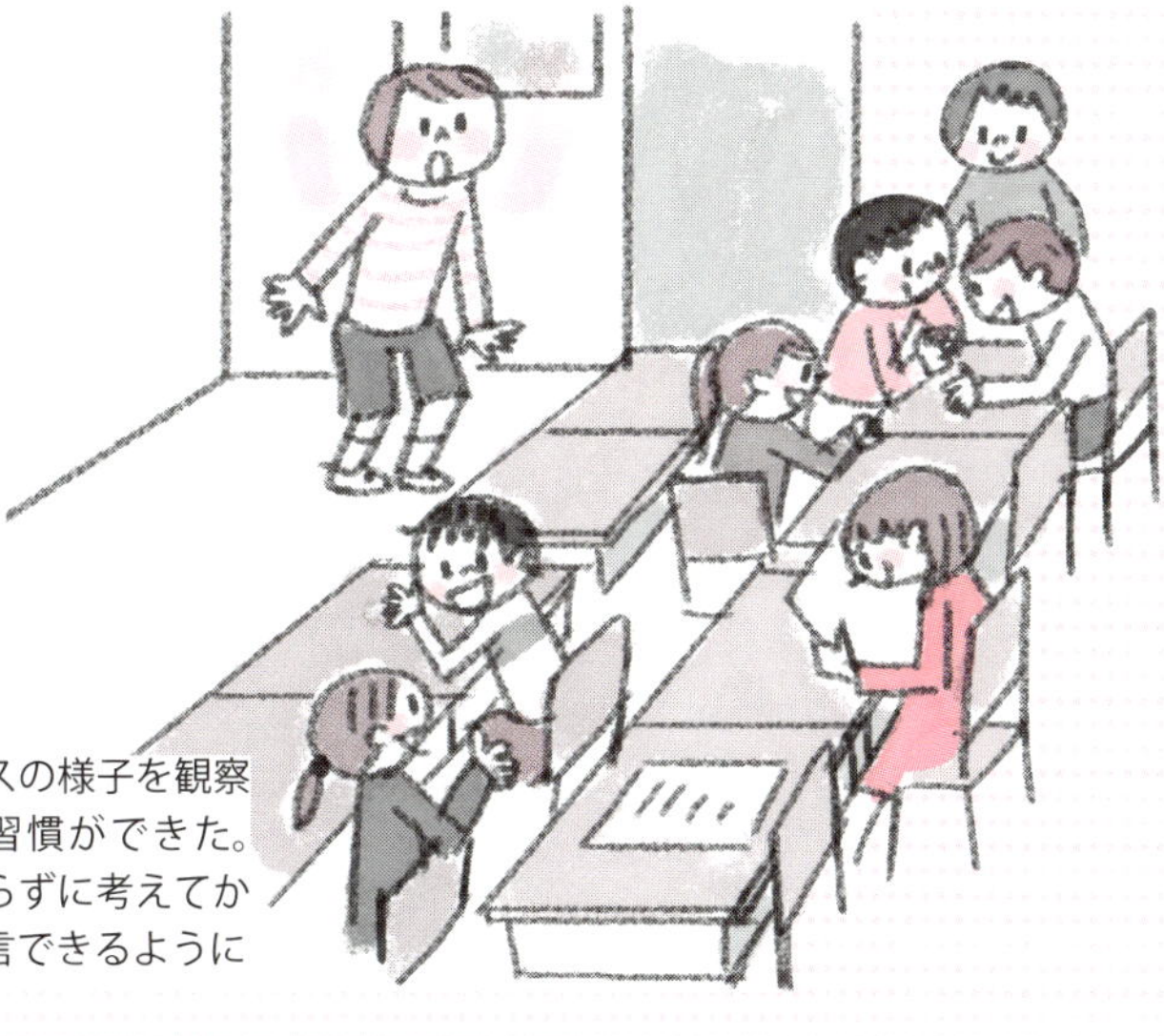

クラスの様子を観察する習慣ができた。あせらずに考えてから発言できるように

## なぜ理解をうながすことが重要なのか

発達障害の子には、会話の仕方そのものがわからないという悩みもありますが、まわりの状況が把握できず、それゆえに会話で適切な判断ができないという悩みもあります。

療育のさまざまな手法を活用し、情報の読みとり方を教えて子どもの観察力や理解力、思考力を養うことが、その子の会話力を総合的に育てます。第４章では家庭でのやりとりに療育の手法をとり入れるコツを解説します。

療育の基本

# 一見、会話と関係なさそうなことが役に立つ

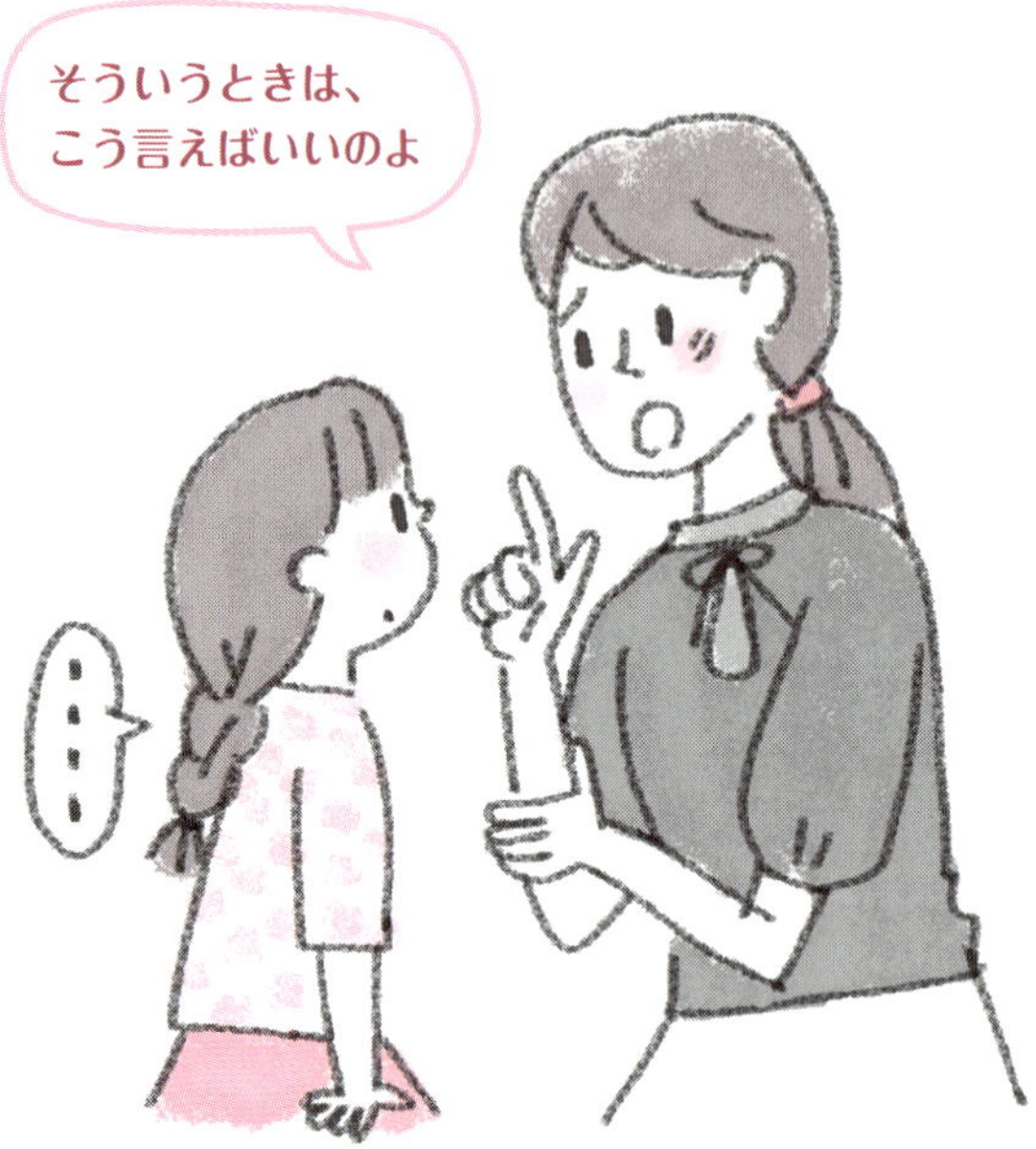


「適切な言い方」を教えることはできるが、子どもはそれをタイミングよく使えない場合が多い

よくある誤解

## とにかく会話を教えればよい？

会話の苦手な子には、話し方を教えたくなるものでしょう。しかし発達障害の子の場合、会話の手法だけを教えていたのでは、なかなか効果が出ないことがあります。テクニックだけの問題ではないのです。

### 会話のコツを調べる

会話の一般的なテクニックや専門的な療育の方法のなかから、役立ちそうな手法を調べる

### スキルアップに活用する

その手法を子どもにそのまま教える。なかにはうまくいく場合もあるが、多くの場合、表面的・形式的な教えになり、会話力のアップにつながらない

療育の手法のひとつに、子どもや友達の行動をコミック形式で描き出し、発言や気持ちを整理するというやり方がある。子どもが自分や相手の気持ちを理解しやすくなる

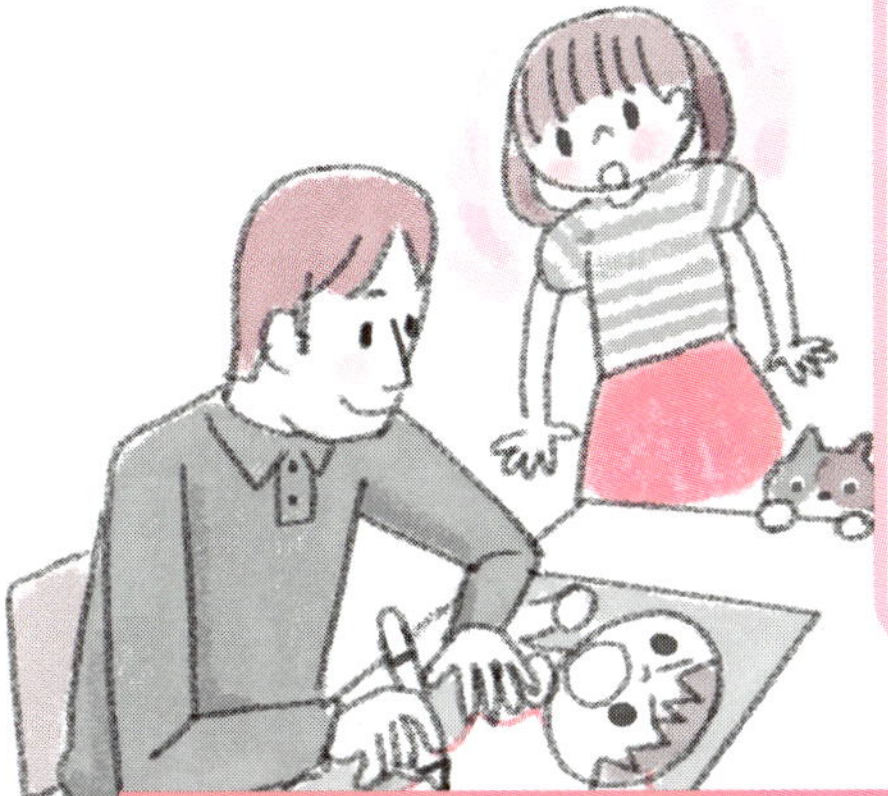



**やり方**

## 話し方だけでなく、感じ方や考え方も補う

発達障害の子には、話し方だけでなく、その子の感じ方や考え方を補う方法なども教え、会話全体をサポートしていくことが必要です。そのように総合的な支援を意識して、療育を活用していきましょう。

- 療育とは……治療教育の略。発達障害の子に、その子の特徴に合った治療的な教育をおこなうこと。専門的な手法だが、家庭や学校でも対応のヒントとして、参考にすることができる。本書では会話力のアップに役立つ療育の手法や考え方を、以下のように大きく 4 種類に分けて紹介している。

### 会話の理解力アップ
### 構造化

構造化とは情報を整理して、ポイントをわかりやすく示すこと。この手法を活用することで、子どもに話の内容や要点、話し方などが伝わりやすくなる。そうしたやりとりを積み重ねるなかで、子どもの理解力が上がっていく。

- 会話に役立つ情報を箇条書きに
- 声の大きさを 5 段階に分ける

P74 ～ 79

### 言いたいことの整理に
### 作文・説明の支援

言いたいことがうまくまとまらない子のための支援。考えを整理することや、気持ちを形にすることのサポートになる。それによって、子どもの説明力が上がったり、子どもが話の全体像を意識できるようになったりする。

- 写真を並べて話を整理する
- 「穴埋め式」の質問をする

P80 ～ 85

### 相手の気持ちを考える
### 心の読みとり支援

「人の気持ち」を考えるために役立つ支援。この手法をとり入れると、子どもが自分と相手の立場の違いに意識を向けられるようになり、その意識が会話にもいかされていく。ASD の子にとくに有効な方法。

- 絵カードなどを使ってテスト
- 子どもを「すいか割り」の指示役に

P86 ～ 89

### 会話のトラブルを減らす
### 対人スキルの支援

対人関係の悩みへのサポート。この手法を使えば、会話のトラブルが続いているときに、子どもや相手の行動・発言・気持ちを確認したり、遊びのルールを確認したりして、今後の対応策をいっしょに考えていくことができる。

- 説教をしないで確認する
- 困ったときの対処法を教える

P90 ～ 95

療育の基本

# 子どもがモチベーションをもてる内容に

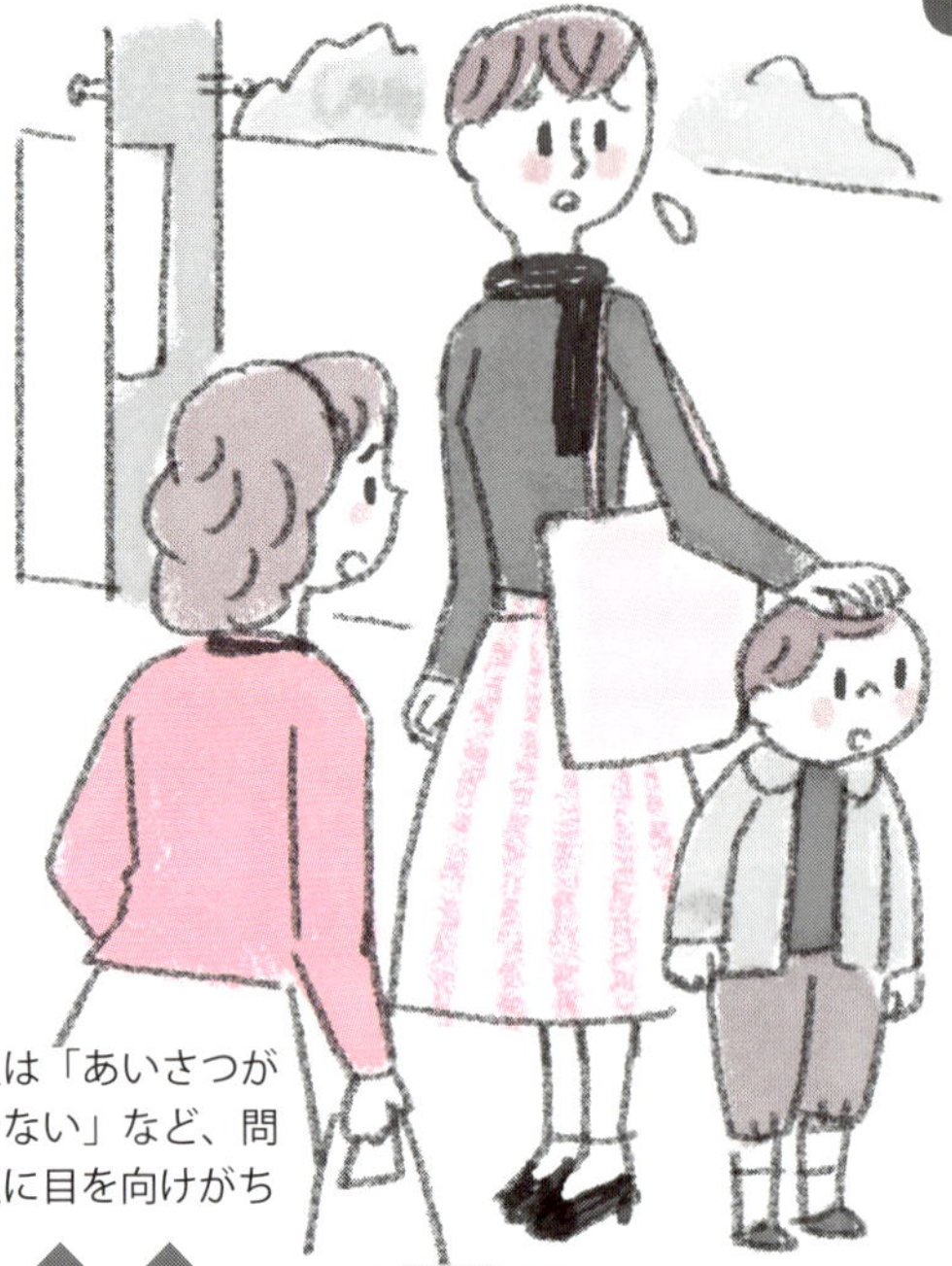

大人は「あいさつができない」など、問題点に目を向けがち

**よくある誤解**

## できないことを練習するべき？

家族や先生は、子どもができていないこと、自分が教えたいことを課題として提示しがちです。しかしそれは多くの場合、子ども自身の希望とは一致しません。練習しても身が入らず、なかなか効果が出ません。

### できていないこと

「人の話を黙って聞く」「順を追って説明する」など、子どものできていないことを課題に

### 教えたいこと

「元気よくあいさつをする」「主体的に発言する」など、子どもに教えたいことを課題に

### ✕ 練習させる

適切な話し方や聞き方を見本として示し、子どもにも練習をうながす。形だけの練習になりがち

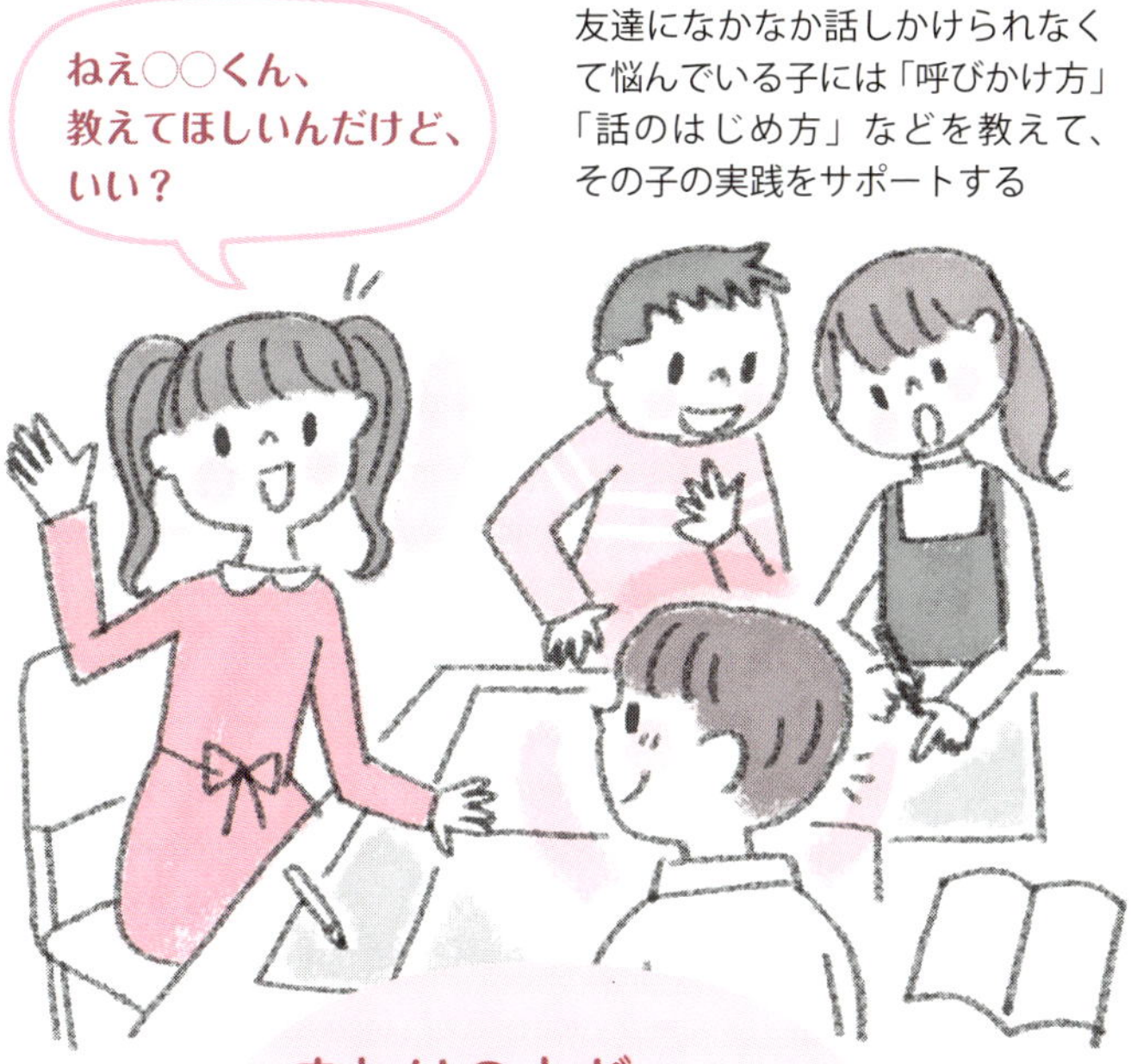


友達になかなか話しかけられなくて悩んでいる子には「呼びかけ方」「話のはじめ方」などを教えて、その子の実践をサポートする

**やり方**

## やりたいことをサポートする

大人にとって必要なことを課題にするのではなく、子どもが「やりたい」「知りたい」とモチベーションを感じていることを課題にしましょう。家族や先生はその習得をサポートしてください。

### 本人がやりたいことを

「友達に話しかけたい」「正しい質問の仕方が知りたい」など、本人が必要だと感じていることを課題にする

← 

### まわりの人がサポートする

第３章の基本的な手法や、この第４章の療育をとり入れた手法を活用して、子どもの理解と実践をサポートする

↓

### 会話力が育っていく

子どもは、自分で必要だと思っていることには意欲的にとりくめる。学んだことを実践し、失敗してもまたチャレンジできる

**支援者からアドバイス**

### 課題に遊び心をとり入れて

課題を設定するときに「声のかけ方の練習」などとそのものズバリの名前をつけて教えようとすると、子どもが勉強のように感じて抵抗を示す場合があります。

子どもの希望に合った形で「呼びかけ上手になろう！」などの名前をつけたり、「最初のひとことクイズ」などとして遊び形式をとり入れたりすると、モチベーションアップにつながります。

構造化

# 会話に役立つ情報を箇条書きにして示す

## よくある誤解

### 言わなくてもわかるのでは？

　多くの子は生活のなかで家族や先生、友達の役割を理解し、相手に応じて言動を調整できるようになります。そのため、多くの人は子どもにそのような情報をわざわざ伝えなくてもよいと考えがちです。

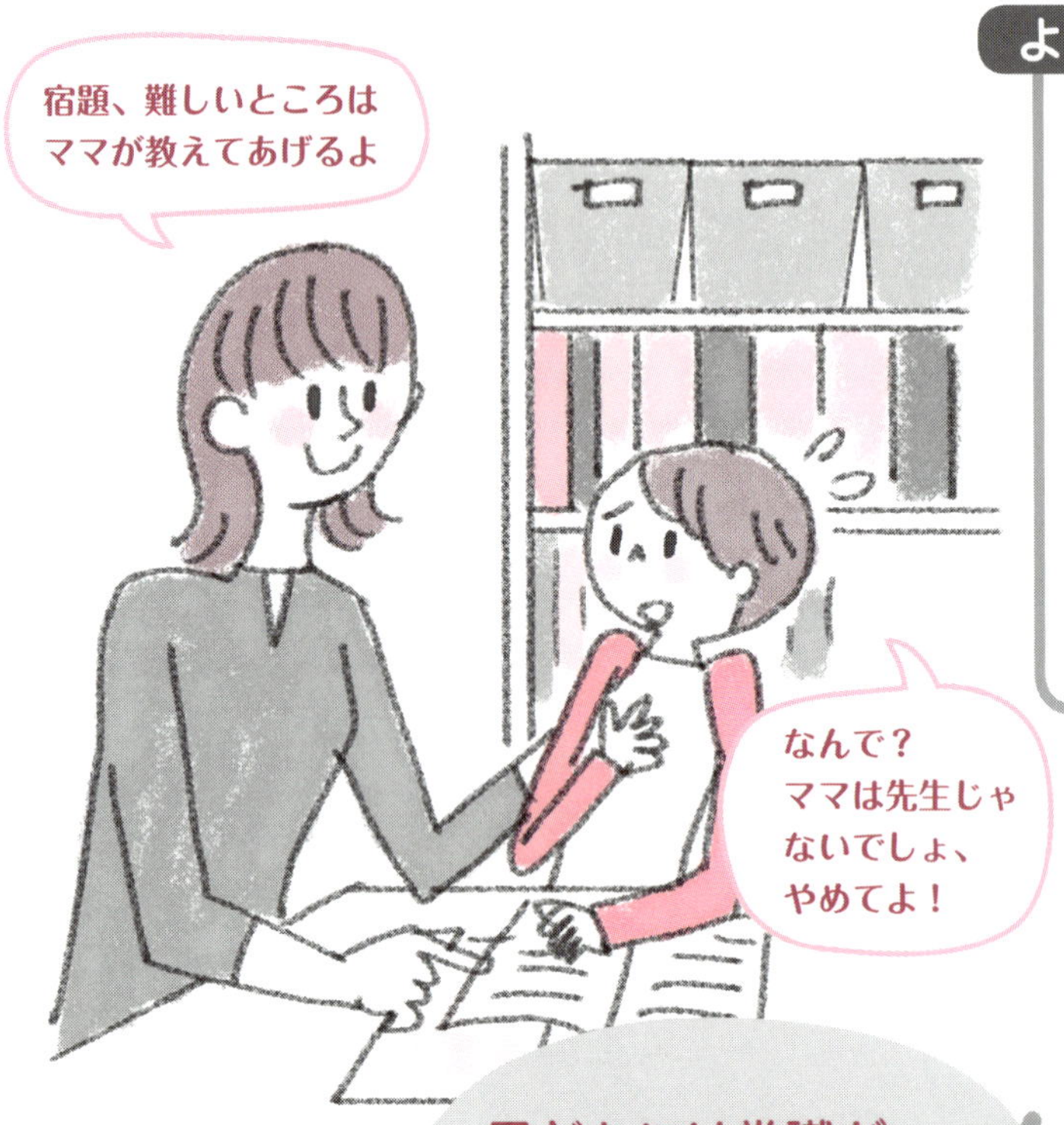
宿題、難しいところはママが教えてあげるよ
なんで？ママは先生じゃないでしょ、やめてよ！

ASDの子が「勉強を教える人は先生」と理解していて、家族が勉強をみようとすると、混乱する場合もある

**常識的なことは説明しない**

「家族と先生の違い」のように、多くの子が常識的に理解できることは、わざわざ説明していない

×

**子どもには常識がみえていない**

ASDの子には、そのような常識がみえにくい。理解にかたよりがあり、それが会話の混乱につながっている場合がある

### 箇条書きにすることの例

- 人や場所、衣服などの役割の違い
- スプーンなど道具の微妙な違い
- 住まいなどを聞かれたときの答え方
- 敬語を使う相手・そうではない相手
- 親友と友達、知人の判断基準

**やり方**

## 当たり前のことでも書き出す

「家族が勉強をみることもある」というような当たり前のことでも、本人が理解できていなければ、教えましょう。ASDの子の場合、話して聞かせるよりも、シンプルに箇条書きで書き出したほうが理解しやすくなります。

- 構造化とは……ASD支援の考え方のひとつ。情報を整理してポイントをわかりやすく示し、ASDの子どもや大人の生活を支援します。

### 書き出して理解度を確認する

先生の役割や子どもと先生との関係性など、目にみえないものごとを書き出し、子どもといっしょに整理する。その過程で子どもの理解度を確認する

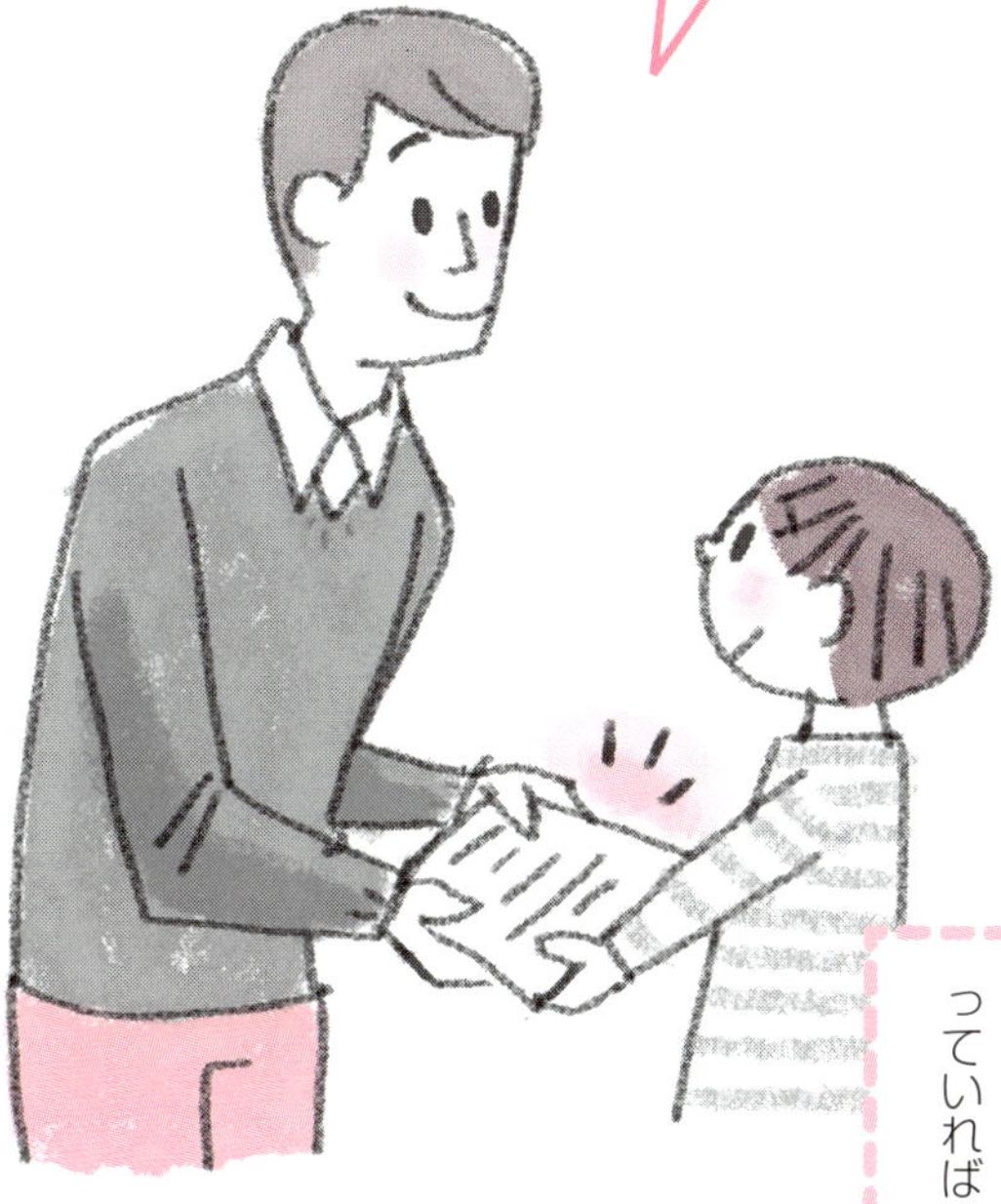

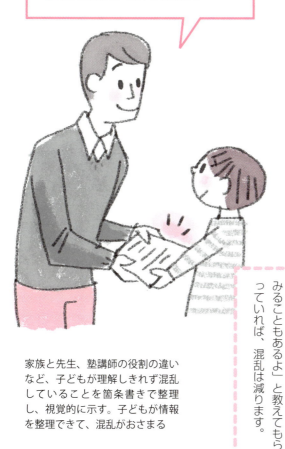

家族と先生、塾講師の役割の違いなど、子どもが理解しきれず混乱していることを箇条書きで整理し、視覚的に示す。子どもが情報を整理できて、混乱がおさまる

**成人当事者からアドバイス**

### 役割の変化に混乱します

ASDの特徴がある人には、規則にとらわれやすい傾向があります。家族から「勉強のことは学校で先生に聞きなさい」と言われると、それがひとつの規則となり、記憶にしっかりと残ります。

そのあとで家族に「勉強をみようか」などと言われると、話が違うと感じて混乱する場合もあるのです。あらかじめ「家族が勉強をみることもあるよ」と教えてもらっていれば、混乱は減ります。

構造化

# 声の大きさなどを5段階に分けて説明する

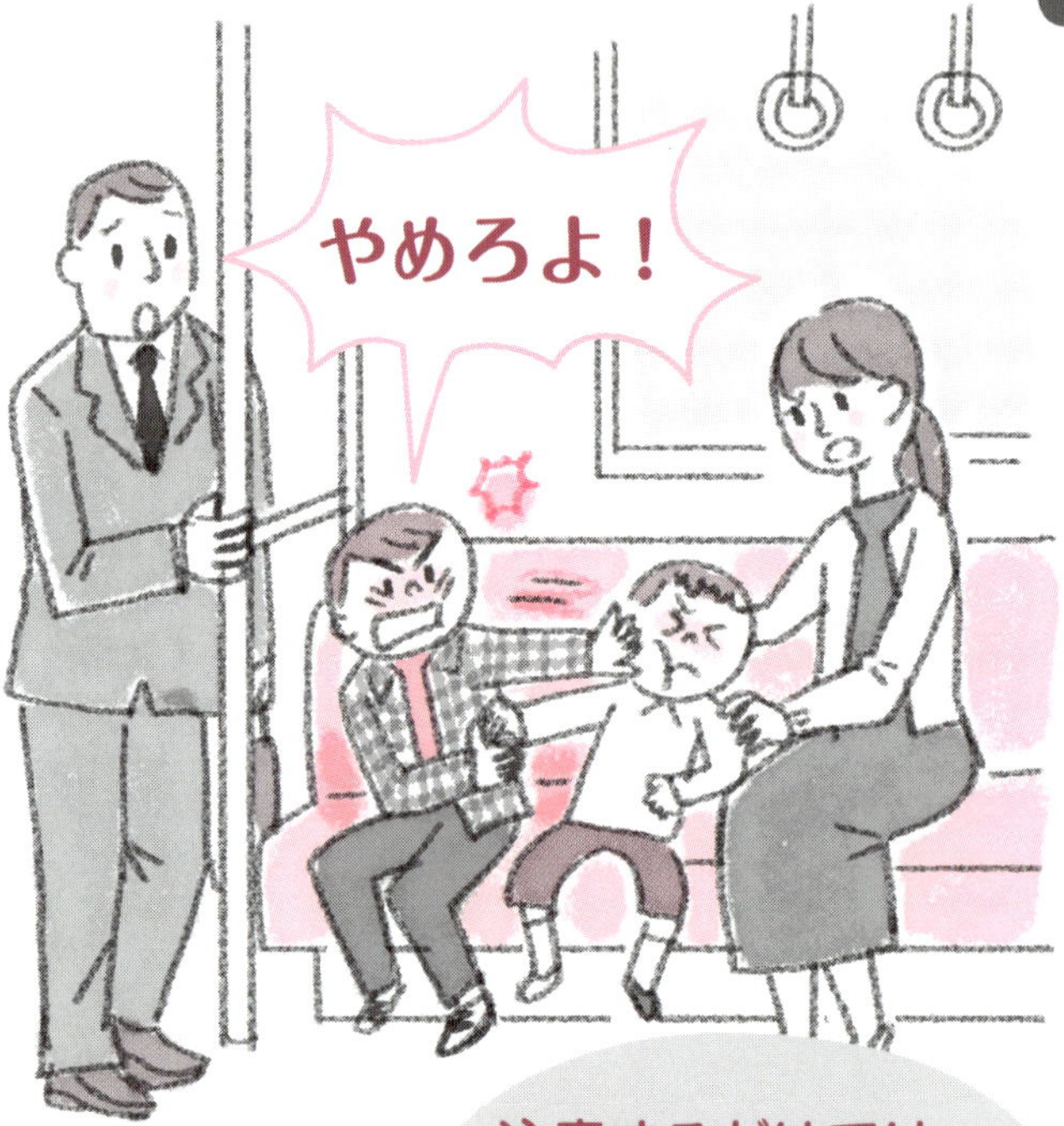


電車内のように、大声を出すことがはばかられる場所でも、叫び声をあげてしまう

## よくある誤解

### 大声を出すのはキレやすいから？

　急に怒鳴ったり、乱暴な言葉を使ったりする子がいます。家族や先生は「キレやすい子」と感じて、注意したり、我慢を求めたりしがちですが、その子は必ずしもキレているとはかぎりません。

### 加減するのが苦手

発達障害の子のなかには、場面に合った声の大きさがわかっていない子、わかっていても調整できない子がいる。結果として加減が苦手になる

### 注意するだけでは不十分

加減が苦手な子には、「怒鳴らないで」などと注意するだけでは不十分。怒鳴るとはなにか、具体的に説明して理解をうながしたい

×

## やり方

### 加減を目盛りで分けてみせる

子どもが「大声」の程度を理解できていない場合も、加減することそのものが苦手な場合にも、数字や目盛りなどで区切れ目を示すサポートが役立ちます。

### 表をいっしょにつくる

「声の大きさ」のように、子どもが理解できずに苦しんでいることを段階に分けて書き出していく

### 実際に使ってみて実感させる

子ども本人の意見も聞きながら、箇条書きでシンプルに整理していく。整理できたら表をみながら話してみて、段階の違いを子ども自身に実感させる。声の大きさ以外にもいろいろと表を書き、理解の参考にする

- 怒りの強さ
- 気分の浮き沈み
- 相手との距離

### 声のボリュームメーター

| | |
|---|---|
| 5 | 校庭で遠くの人を呼ぶときの声／怒鳴り声 |
| 4 | 授業中にひとりで発表するときの声 |
| 3 | 休み時間に友達とおしゃべりをする声 |
| 2 | 授業中に先生や友達に質問するときの声 |
| 1 | まわりの人に聞かれたくない話のときの声 |

数字をつけたり、色分けをしたりして、段階をわかりやすく示す。文字の大きさで強弱をつけるのもよい

支援者からアドバイス

### 信号にたとえる方法もあります

5段階は複雑でわかりにくいという子もいます。その場合は赤・黄・緑の信号にたとえてもよいでしょう。信号は身近な存在で、危険・注意・安全といった各色のイメージも強く、声の大きさなどを理解するときに活用できます。

大人が「いまのはボリューム5の声で、赤信号だよ」などと説明すると、子どもはそれを聞き、自分の声の大きさを赤信号にむすびつけて考えることができます。

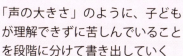

構造化

# 絵カードなどを使って、相談力アップ

**よくある誤解**

## 予定をまじめに考えていない？

話したはずの予定や用事、決まりを守れない子がいると「まじめにやりなさい」と厳しく注意してしまいがちですが、伝え方の見直しが必要かもしれません。

### ✕ 予定をきちんと伝える

大人は「きちんと」伝えたはずだと思っていても、それが発達障害の子にはわかりにくい場合がある

### 正確に覚えられない

ADHD の子や LD の子は一度聞いただけでは正確に覚えられないことがある

### 柔軟に変更できない

ASD の子は当初の話にこだわり、あとで変更があっても対応できないことがある

### いまひとつ把握できない

話の一部に気をとられてしまい、ポイントを把握できない子はどのタイプにもいる

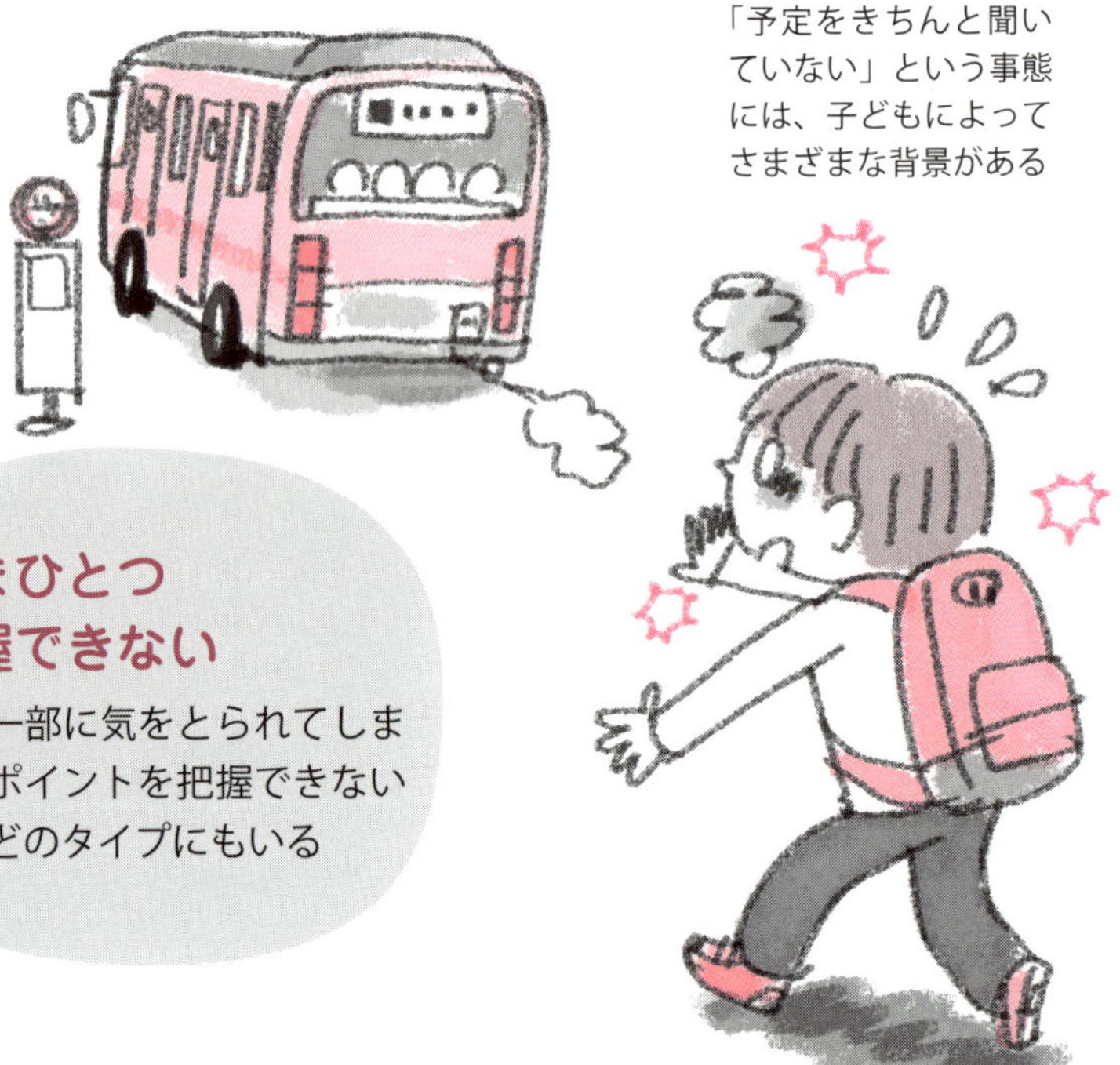

「予定をきちんと聞いていない」という事態には、子どもによってさまざまな背景がある

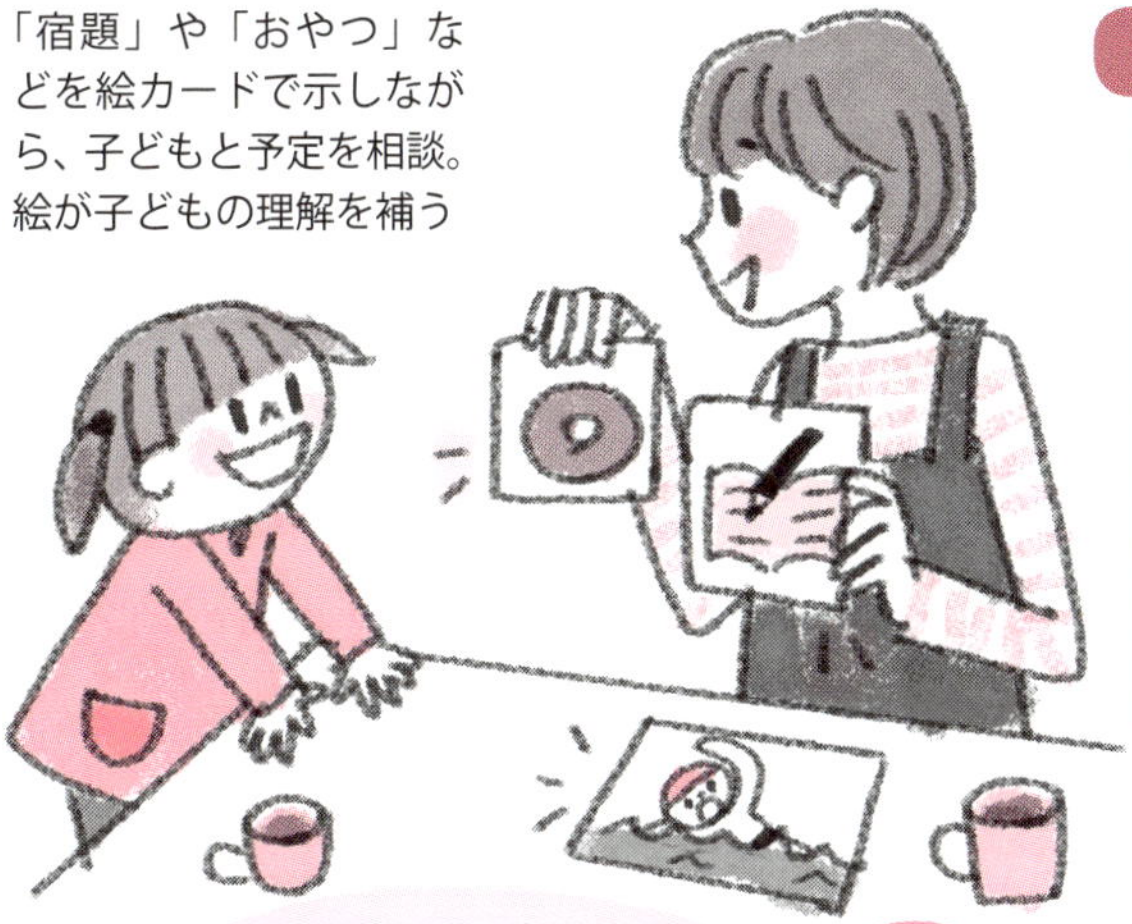

「宿題」や「おやつ」などを絵カードで示しながら、子どもと予定を相談。絵が子どもの理解を補う

**やり方**

## 絵カードなどで情報を補う

どのような背景にも有効なサポートが、情報を補うこと。とくに、絵カードなどのみてわかる手がかりを使いながら相談すると、視覚的にも聴覚的にも理解が補足され、会話の伝達度が大きくアップします。

### 絵や写真をみせながら予定を相談

言葉だけでは会話にずれが起こりやすい場合には、絵や写真をみせながら予定を伝える。相談して子どもの意見も聞くようにすると、同時に理解度を確認できる

### ひとりでもできるように

絵を使ったコミュニケーションをくり返していると、子どもが自分でも絵や写真を活用して予定を整理し、相談する場合もある

**成人当事者からアドバイス**

### 変更の可能性も知りたいです

ASDの子は、最初に指示された予定を絶対的な基準として理解する場合があります。そうすると、予定が変更されたときに激しい抵抗や嫌悪を感じます。

絵や写真を使うほかに、「○分前後ずれる場合があります」「雨天の場合は」などの文字で変更の可能性を事前に予告してもらったほうが、安心して活動できます。

子どもが予定を忘れないように書き出す際、絵カードや絵の描かれたマグネットなどを自主的に使うことも

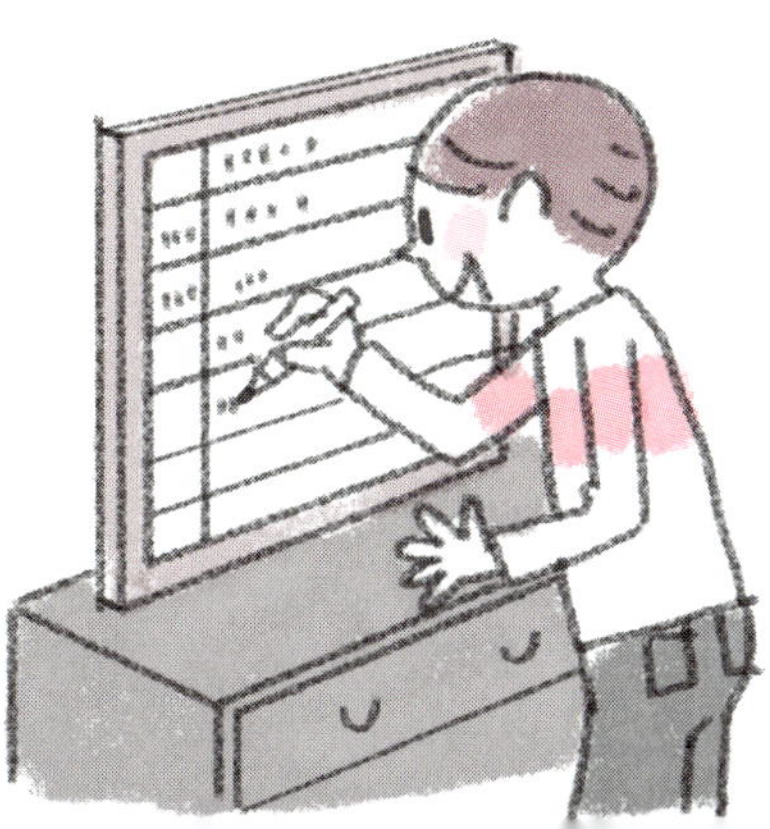

作文・説明の支援

# 言いたいことの整理に写真が使える

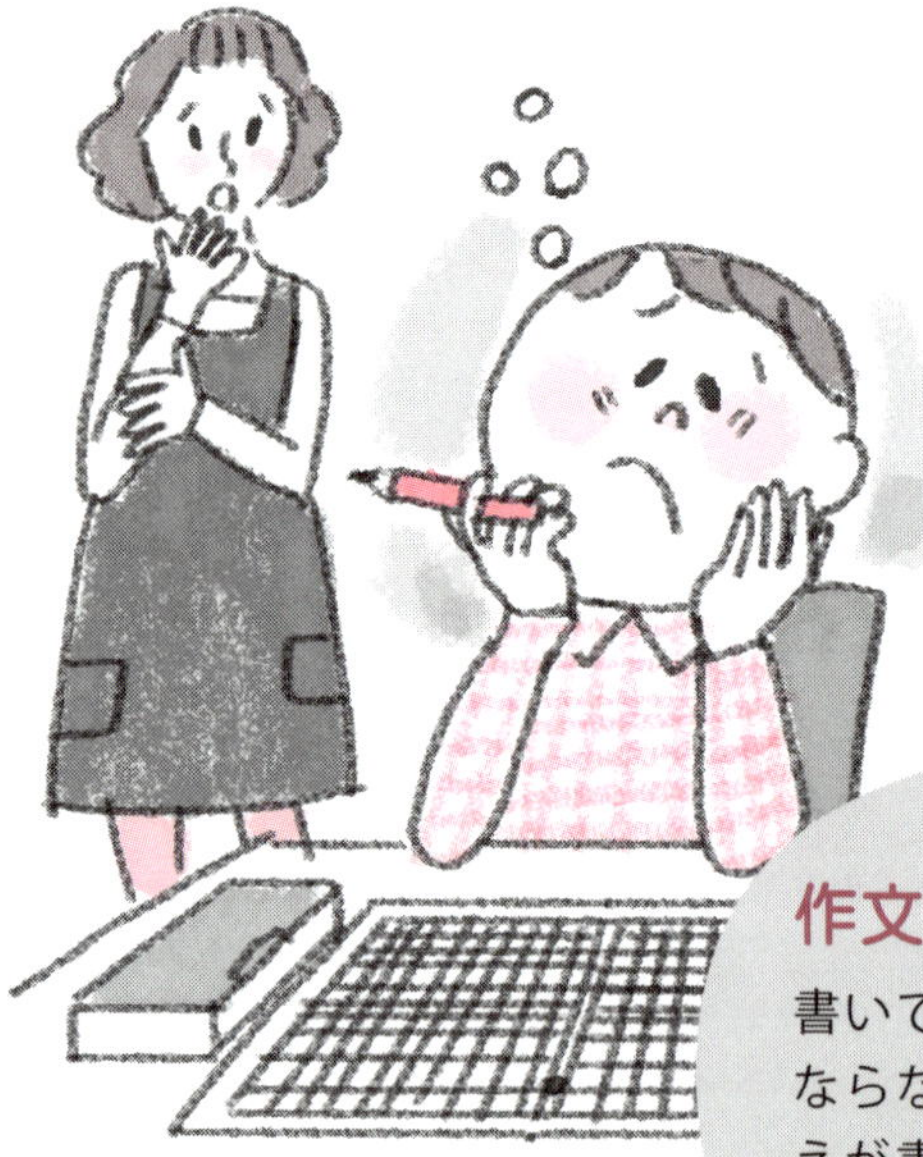

読書や行事の「感想」を書くというテーマでは、考えを整理するのが苦手な子は最初の一文が書き出せない

## よくある誤解

### 考えていないから話が乱れる？

子どもの話に筋が通らず、文章や説明が要領を得ない場合に、考えがたりないからだと指摘するのはやめましょう。実行機能の働きが弱い子の場合、頭のなかで話を順序立てて構成するのは苦手です。

**作文がうまく書けない**

書いてもテーマにそった話にならない、自分の気持ちや考えが書けないといった問題が起こりがち

**説明がうまくできない**

本人なりにものごとを説明しようとするが、要領を得ない。話があちこちにとんでいく

**よく考えることを求める**　✕

「もう一度よく考えて」「書き直そう」などと、本人の努力や反省を求めるだけでは、状況はなかなか変わらない

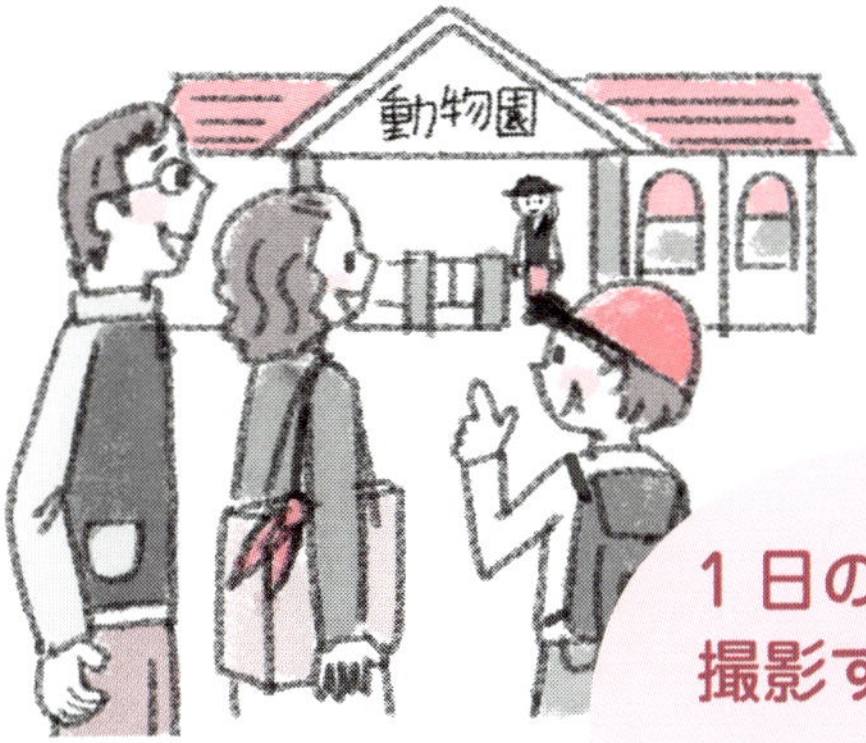


動物園にいく日に、出発から入園後の行動、食事、帰宅後の出来事などを撮影する

## やり方

### 写真を使ってプロットをつくる

話の筋立てのことをプロットといいます。頭のなかでプロットを整理するのが苦手な子は、写真を使って目にみえる形でプロットをつくると、言いたいことが整理できます。

### 1日の出来事を撮影する

1日の出来事を深く考えずに撮影していく。子どもが撮れるならそのほうがよい

### 写真をみて使うネタを選ぶ

1日が終わったら印象に残った写真を印刷。そのなかから説明や作文に使うネタを子どもが選ぶ

### 時系列などに写真を並べる

選んだ写真を「時系列」「楽しかったこと」など、子どもの好きな基準で並べる

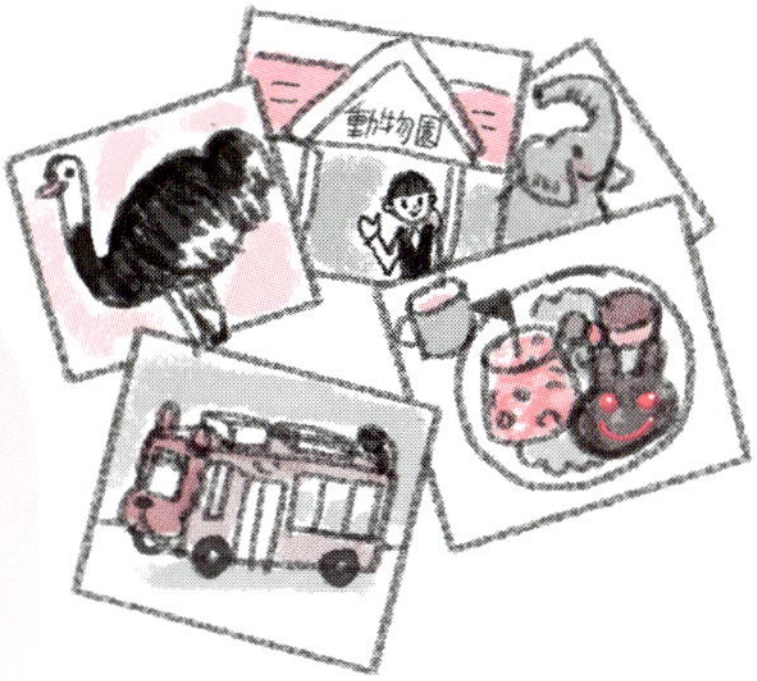


写真の並べ替えは、プロットづくりの苦手な子にも簡単にできる

### 写真を順番に話にしていく

子どもは並べた写真をみながら、ひとつめから順番に説明したり、文章化したりする。写真で話が整理できる

**支援者からアドバイス**

### 作文には3つの認知特性がすべて関わっています

作文にはASDの子に育ちにくい3つの認知機能がすべて関わっています。話題を取捨選択するための「中枢性統合」、その話題を順序立てるための「実行機能」、読み手にわかるように表現するための「心の理論」です。

写真を使った支援で中枢性統合や実行機能は補えますが、心の理論には別のサポートが必要。心の読みとり支援（P86・P88）も並行すると効果的です。

## 作文・説明の支援

# 「穴埋め式」の質問で子どもの考えを聞く

**よくある誤解**

### 質問に答えないのはわかっていないから？

子どもが問題を起こすと大人は「どうしてそんなことを」と理由をたずね、反省をうながそうとしがちです。子どもが答える前に説教をしてしまうこともあるでしょう。しかしそれでは子どもの考えや気持ちはみえてきません。

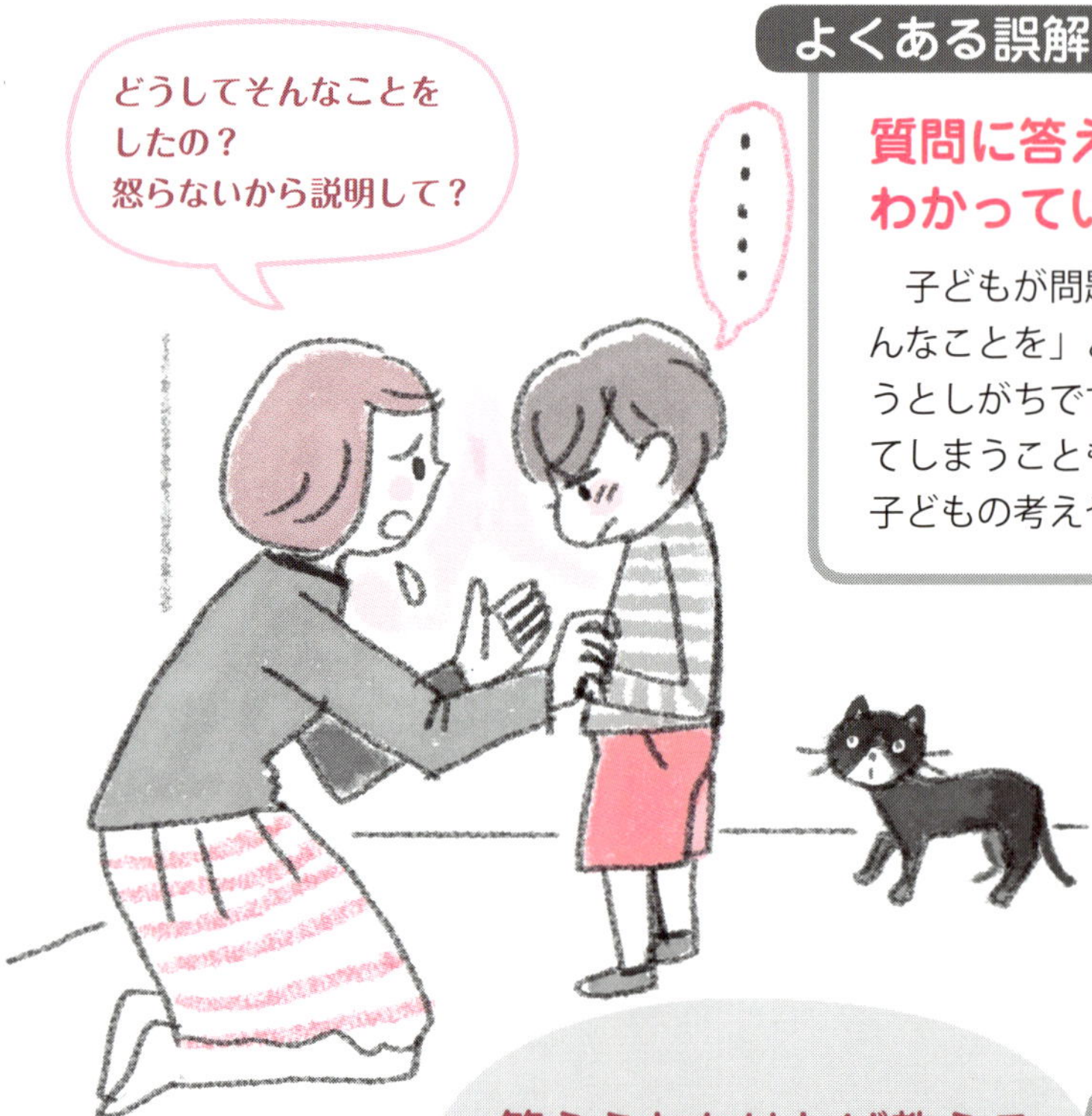

どうしてそんなことをしたの？
怒らないから説明して？
・・・・・


**「なぜ」「どうして」と聞く**

子どもに行動の理由を聞いても、答えはなかなか出てこない。とくに発達障害の子の場合、自分の考えや気持ちを説明するのが苦手な子が多い

**答えられなければ教える**

子どもが理由を答えないと「考えていないから」「わかっていないから」などと判断し、正しい行動を教えようとしてしまう

✕

「どうして」という質問では、聞いていることが広すぎて、子どもがなにをどこからどこまで言えばよいか、わからなくなりやすい

やり方

## 答えやすいしくみにする

「どうして」などと抽象的にたずねるのではなく、具体的に聞きましょう。「穴埋め式」や「選択式」の質問にすれば、子どもが考えをしぼりこむことができ、答えやすくなります。その子の気持ちを聞きとりやすくなるのです。

### 話の枠組みを大人が考える

子どもに確認したいことを、家族や先生の側がよく考える。その枠組みにそって、具体的な質問を考え、子どもに問いかける

### 「穴埋め式」で質問する

聞きたいことを空欄にして文章をつくり、穴埋め問題のような形式で質問すると、子どもが答えやすくなる

#### 「穴埋め式」の例

- 『私は先生が「　」だと思う』などの例文を示し、記入してもらう
- 『スプーンとは「　」』などの例文で子どもの認識を確かめる
- 「いつ」「誰が」など 5W1H を具体的にたずねる

### 「選択式」で質問する

問題の詳細などを確認したいときに、選択問題のような形式でたずねると、子どもが正確に答えられるように

#### 「選択式」の例

- 「先にそう言ったのは○○くん？　それとも友達？」などと出来事の経緯を確認する
- 「友達は嫌がっていた？　喜んでいた？　怒っていた？　どれだと思う？」などと選択肢をいくつか示す
- 「年上の大学生には敬語？　タメ口？」などと聞いて子どもの理解度を確認する

支援者からアドバイス

### 自主的に実践する子もいます

発達障害の子のなかには、ものごとが理解できずに困ったとき、自主的に例文をつくって、穴埋め式で考えようとする子もいます。

曖昧な情報の処理が苦手な子は、例文を書いてから穴を埋めるようにして考えると、複雑なことでも理解しやすくなるようです。

作文・説明の支援

# 「人を傷つける表現」などを視覚的に教える

**よくある誤解**

## 厳しく注意すれば理解できる？

発達障害の子は災害や戦争のように深刻なものごとに対して、不用意な発言をしてしまうことがあります。とくにASDで独特のこだわりがある子に多く、ただ注意しているだけでは本人の考え方がなかなか変わらない場合もあります。

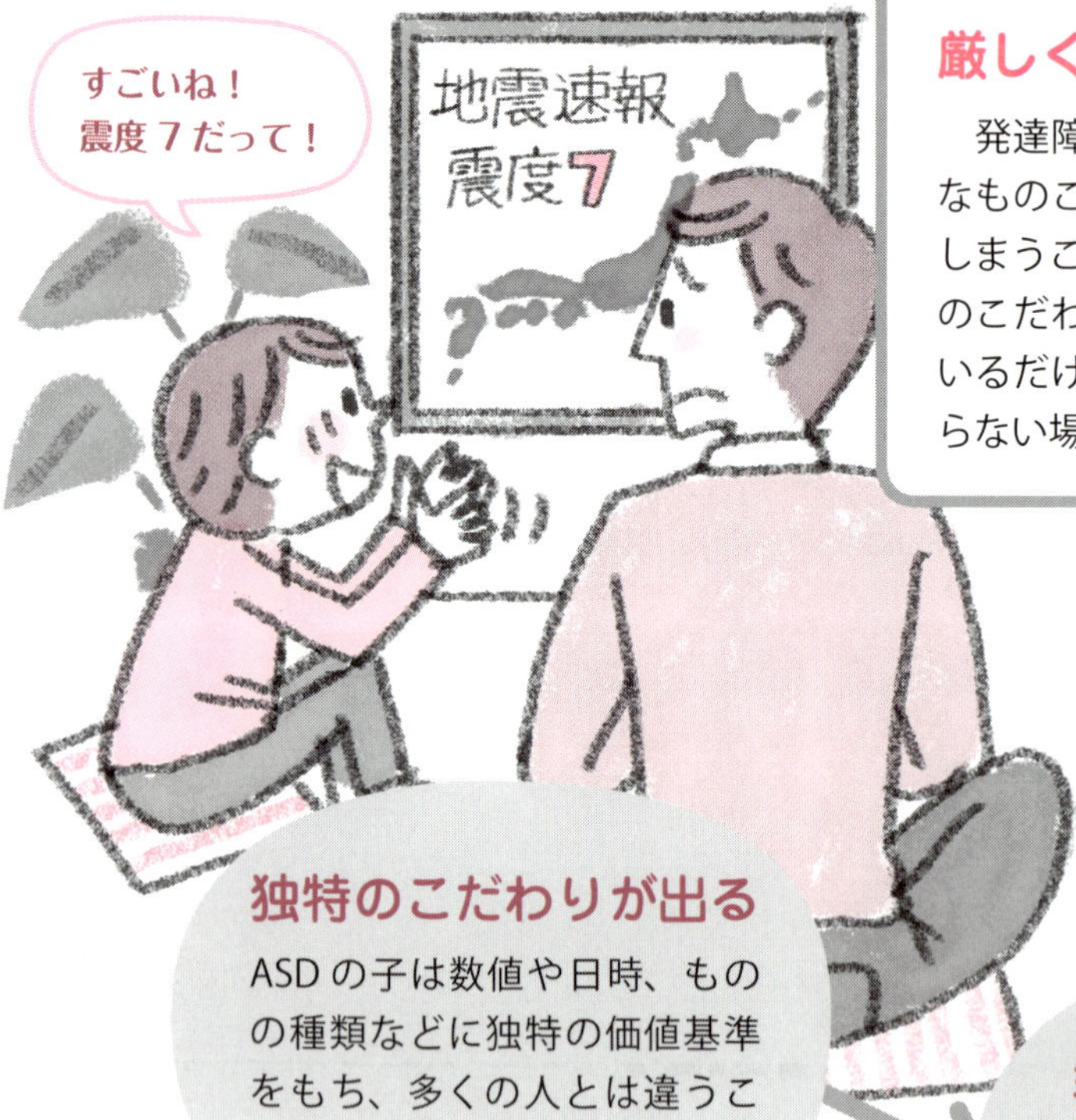


データへのこだわりが強い子は、災害情報をみても数値を気にして、好ましくない発言をすることがある

### 独特のこだわりが出る

ASDの子は数値や日時、ものの種類などに独特の価値基準をもち、多くの人とは違うことで一喜一憂することがある

### 非人道的なことを注意する ✕

災害などの情報を子どもがデータとしてとらえ、非人道的な発言をしていたら、注意したほうがよい。ただし、それだけでは問題が解消しない

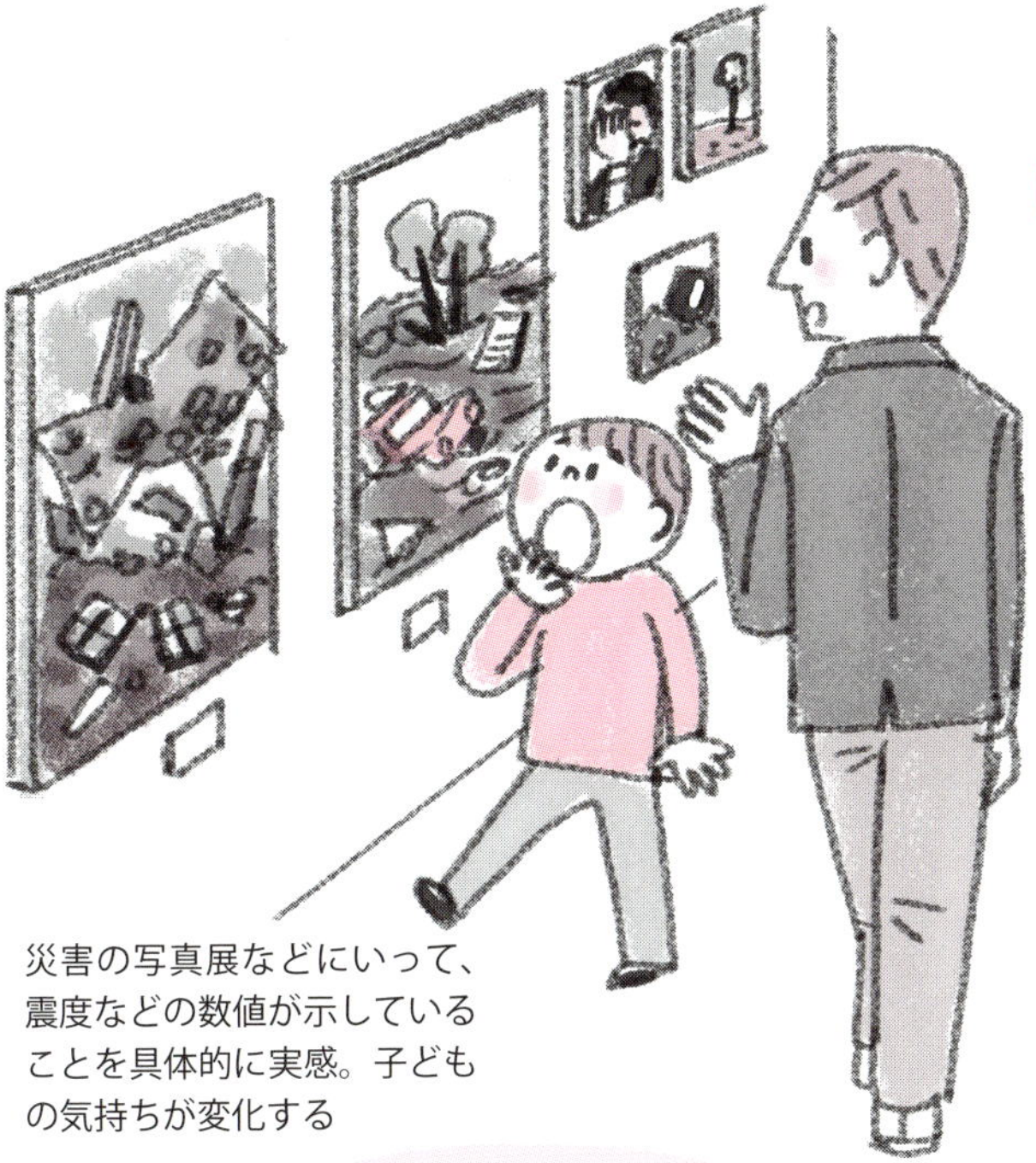

災害の写真展などにいって、震度などの数値が示していることを具体的に実感。子どもの気持ちが変化する

**やり方**

## みせて伝えることでよくわかる

ASDの子には、被害にあった人の気持ちを想像するのが難しい場合もあります。言い聞かせるよりも、写真や映像などで理解をうながすほうが有効です。

### 意味を掘り下げて説明

震度や被災者数などの情報の意味を、あらためて説明する。それを不用意にとりあげることの意味も、教えておく

### 視覚的な体験をとり入れる

話して聞かせるだけでなく、写真や映像をみせたり、被害にあった人の言葉を文章でみせたりして、視覚的にも意味を実感できるようにする

### 話し合う機会もつくる

子どもの考えの変化を聞いたり、適切な行動をあらためて教えたりするなど、話し合いの機会を継続的につくっていく

**成人当事者からアドバイス**

### 深く考える機会ができます

子どもが不用意な発言をしたとき、家族や先生には、問題だととらえてただやめさせるのではなく、よく学び、深く考える機会ができたのだと考えてほしいです。

その子が自分の発言の意味を理解できるように、写真や文字なども活用しながら、時間をかけてサポートしてください。

心の読みとり支援

# 話し相手への気づかいを育てるための第一歩

## よくある誤解

### 相手の気持ちをよく考えさせる？

子どもが相手に配慮せず一方的に話していると、家族や先生は「相手の気持ちを考えて」と注意したくなるもの。しかしそれが苦手な子もいます。そういうタイプの子は考えてみても対策がわからないので、徐々に会話をさけるようになってしまいます。

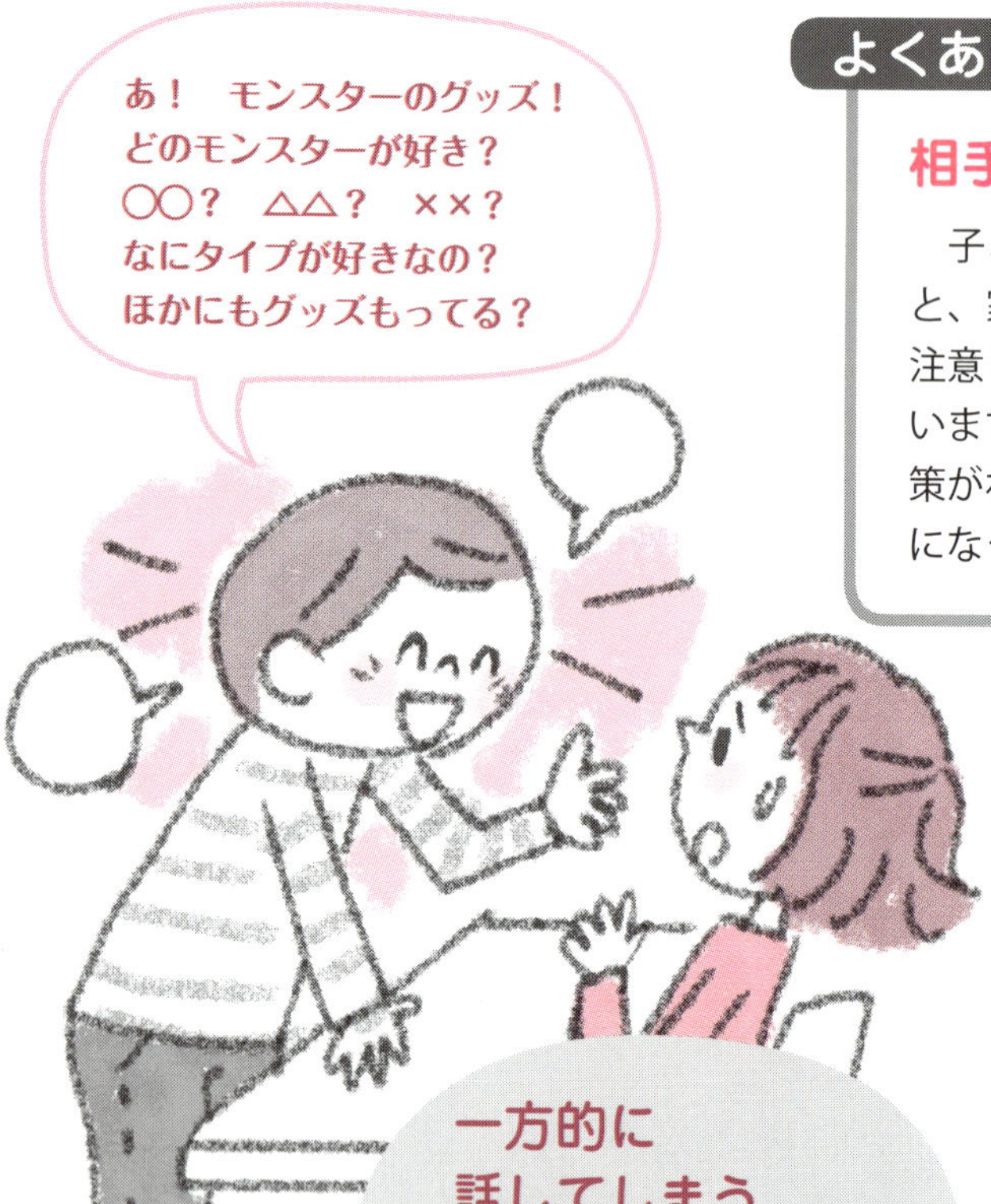
あ！　モンスターのグッズ！
どのモンスターが好き？
〇〇？　△△？　××？
なにタイプが好きなの？
ほかにもグッズもってる？

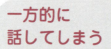

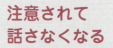

好きなゲームのグッズをもっている友達がいると、趣味が合うと思って質問攻めにしてしまうことがある

**一方的に話してしまう**

発達障害の子は自分の好きなことを自分のペースで話すことが多く、会話が一方的になりがち

→

**注意されて話さなくなる** ×

子どもは話し相手に「意味がわからない」などと嫌がられたり、大人に「相手の気持ちを考えなさい」などと叱られたりして、気軽に話せなくなっていく

## 心の読みとり支援

専門的な療育では以下のような実践をおこなって、子どもの心の読みとりレベルを確認します。そしてヒントを出しながら同様の実践をおこない、心の読みとり方を教えていきます。

- レベル１　両面の絵カードで視点の違いを実感（P24）
- レベル２　レベル１の難易度をアップ。表と裏で絵の向きを変える
- レベル３　絵カードを２枚用意し、１枚を紙コップに隠す。どちらのカードが入っているかを子どもに聞く。隠す場面を子どもにみせる場合とみせない場合の２通りで実践
- レベル４　画用紙で２つの部屋をつくる。片方の部屋に車の絵カードを置き、それをみた人形が車で遊ぶ場合にどちらの部屋に入るかを聞く
- レベル５　レベル４の人形を２体に。１体がこっそり車を別の部屋に動かした場合、それをみていなかったもう１体はどこを探すかを聞く

（上記のレベル設定は、ハウリン、バロンコーエン、ハドウィンらによる心の読みとり指導プログラムをもとに藤野ら日本人研究者がまとめたもの）

やり方

## ５つのレベルで実感を深めていく

ASD研究者のパトリシア・ハウリンらが、主にASDの子を対象として、心の読みとりを教えるプログラムを開発しました。療育の専門的な手法ですが、その一部を家庭や学校でもとり入れることができます。

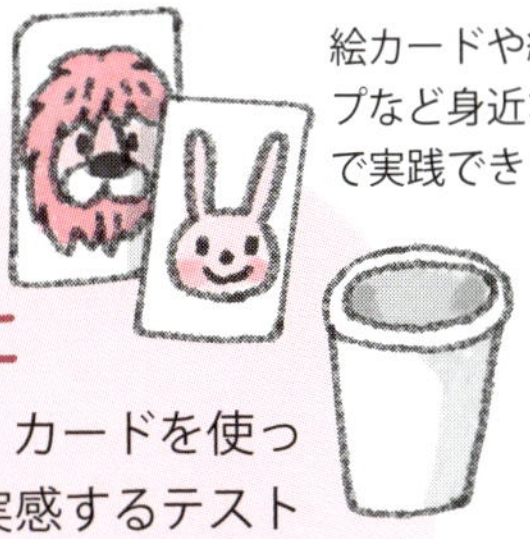

絵カードや紙コップなど身近な道具で実践できる

### レベル１を実感テストに

P24で紹介した、カードを使って視点の違いを実感するテストは、心の読みとり支援の一部。子どもや家族、先生が実感と理解を深めるために活用できる

### ほかのレベルも活用

レベル２〜５もとり入れる。家庭や学校では形式や結果にこだわる必要はない。子どもが「人の気持ち」を感じたり考えたりする経験になっていれば十分

専門家はレベル５まで実践したあと、ほかの読みとり支援をおこなっている（P88へ続く）

支援者からアドバイス

### 日常生活の改善をめざして

英語学習では、英語を母語とするような「ネイティブ」な話し方が身につかなくても、日常会話ができれば十分だと考える人が多いのではないでしょうか。

心の読みとり支援も同じように考えましょう。支援をしたからといって、もともと読みとりの苦手な子が、急に変わるわけではありません。しかし、相手の立場を意識する経験から、その子の行動は変わっていきます。日常的なすれ違いは減っていくのです。

心の読みとり支援

# 「すいか割り」で、心を読みとる力が伸びる

**やり方**

## 子どもをすいか割りの指示役に

道案内を通じて相手の立場を実感するという「道案内ゲーム」にも、心の読みとりをうながす効果があります。家庭ではこのゲームの要素を「すいか割り」などの遊びにとり入れることができます。

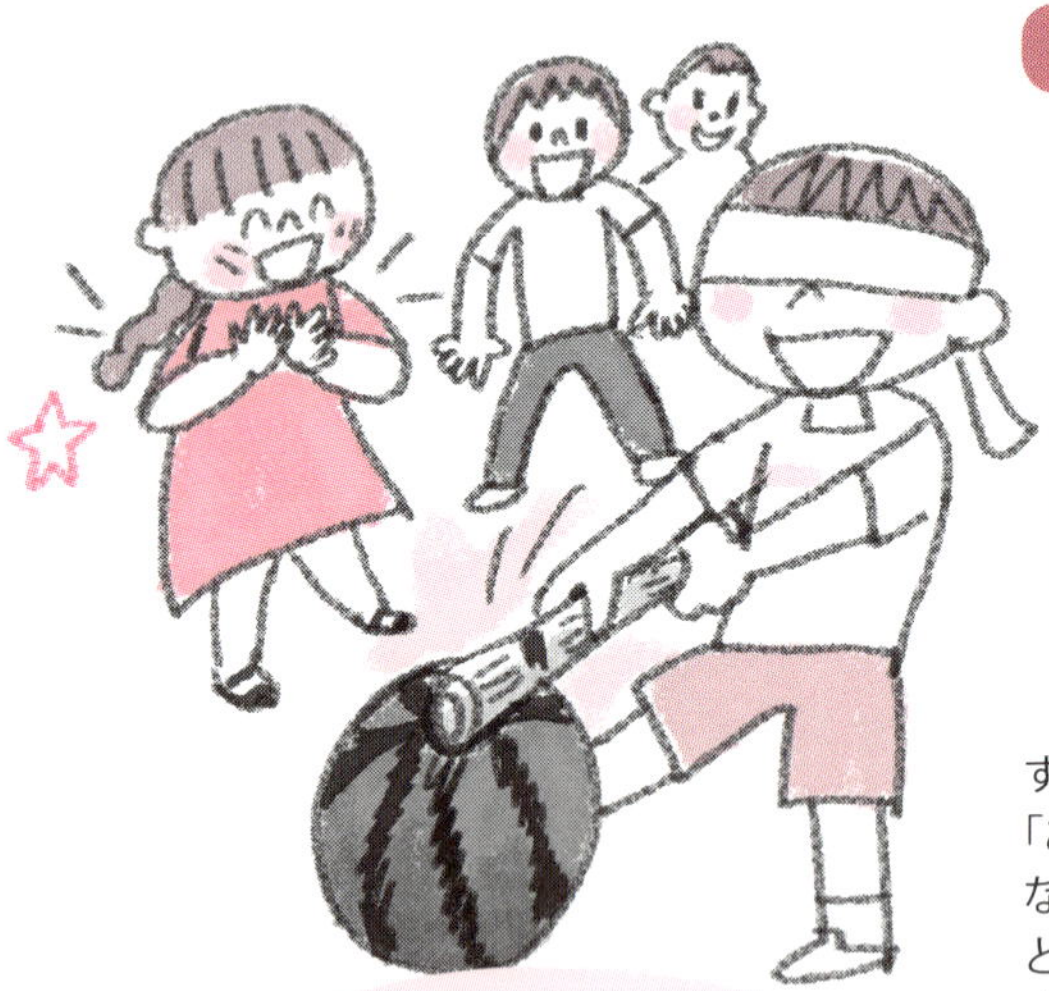

すいか割りで「前へ進んで」「あと3歩」「左へ曲がって」などと指示を出すとき、子どもは楽しみながら相手の立場を考える経験ができる

専門的な療育ではレベル1～5が終わったあとに道案内ゲームをおこなうことがある（P87より続く）

### 道案内ゲームを実践

絵カードや人形の活用に続いて、子ども自身がほかの人といっしょに体を動かし、視点の違いを実感する「道案内ゲーム」にチャレンジするのもよい

### すいか割り形式で

道案内ではとりくみにくいので、家庭ではすいか割り形式に。子どもは指示役になり、すいかを割る人に方向を言葉で伝える。すいか模様のボールなどを使うと、くり返し実践できて便利

（オゾノフとミラーが考案した「道案内ゲーム」をもとにして、藤野、坂本らが日本で実践している方法を参考に作成）

コース通りに歩いてすいかを割るということが課題に。コースを徐々に難しくしていく

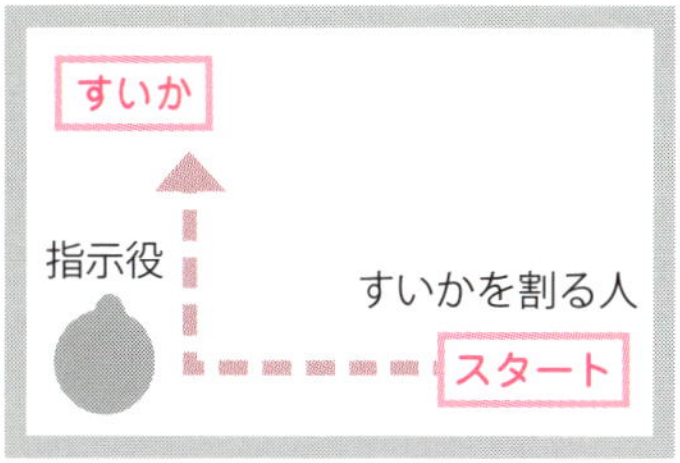


コース1：すいかに向かっていくときの方向と指示役の視線が同じ。比較的指示しやすい

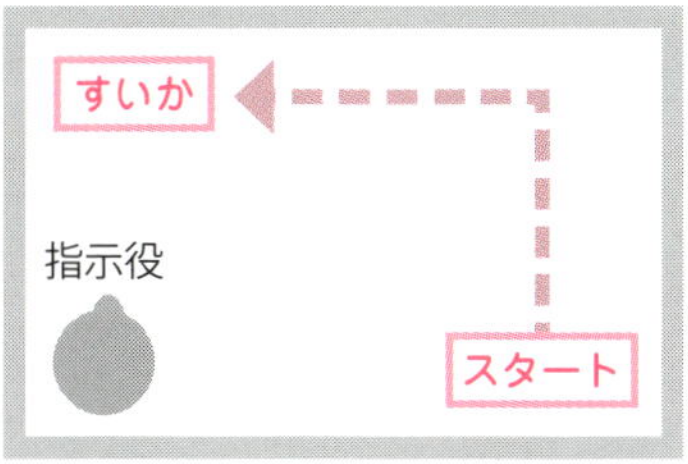


コース2：すいかに向かっていくときの方向と指示役の視線が違う。指示が難しくなる

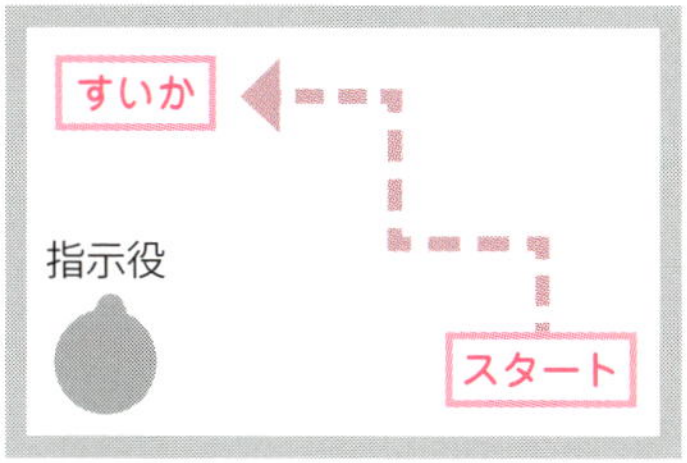


コース3：曲がり角を増やして難易度をアップ

## コースを設定する

最初は通常のすいか割りでよいが、次はコースを決め、指示役の立ち位置も指定する。すいかを割る役と指示役の向きを変えることで、相手の立場を考える経験が深まる

## ほかの場面にもとり入れる

おもちゃを操作するときや、ゲームのキャラクターを動かすときなどにも、相手の立場を経験できる

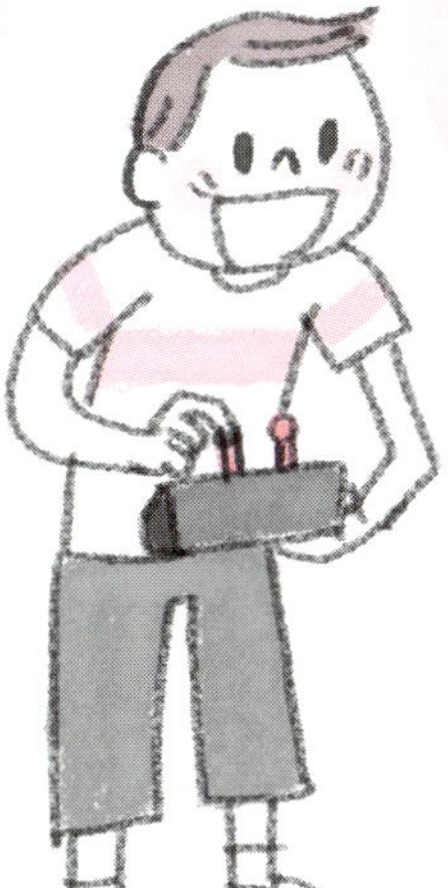

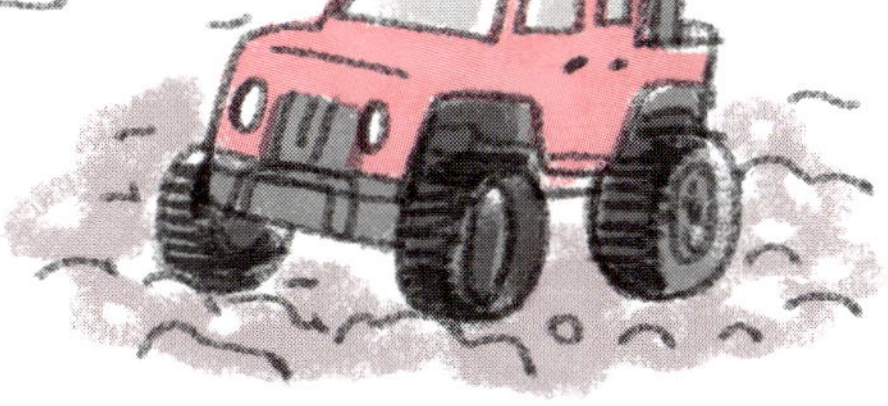

ラジコンの車を操作することも同様の体験に。とくに車が自分のもとに戻ってくるときに視点の違いが実感できる

**支援者からアドバイス**

## 体験者は効果を感じています

心の読みとり支援は、直接的に人の気持ちを考える体験ではないため、効果が出にくいように感じるかもしれません。

しかし実際にこの支援を受けた子どもたちの家族の声を聞くと、「きょうだいに意見を押しつけなくなった」などと、子どもの変化を感じています。

対人スキルの支援

# 指導や説教はせず、発言や気持ちを確認する

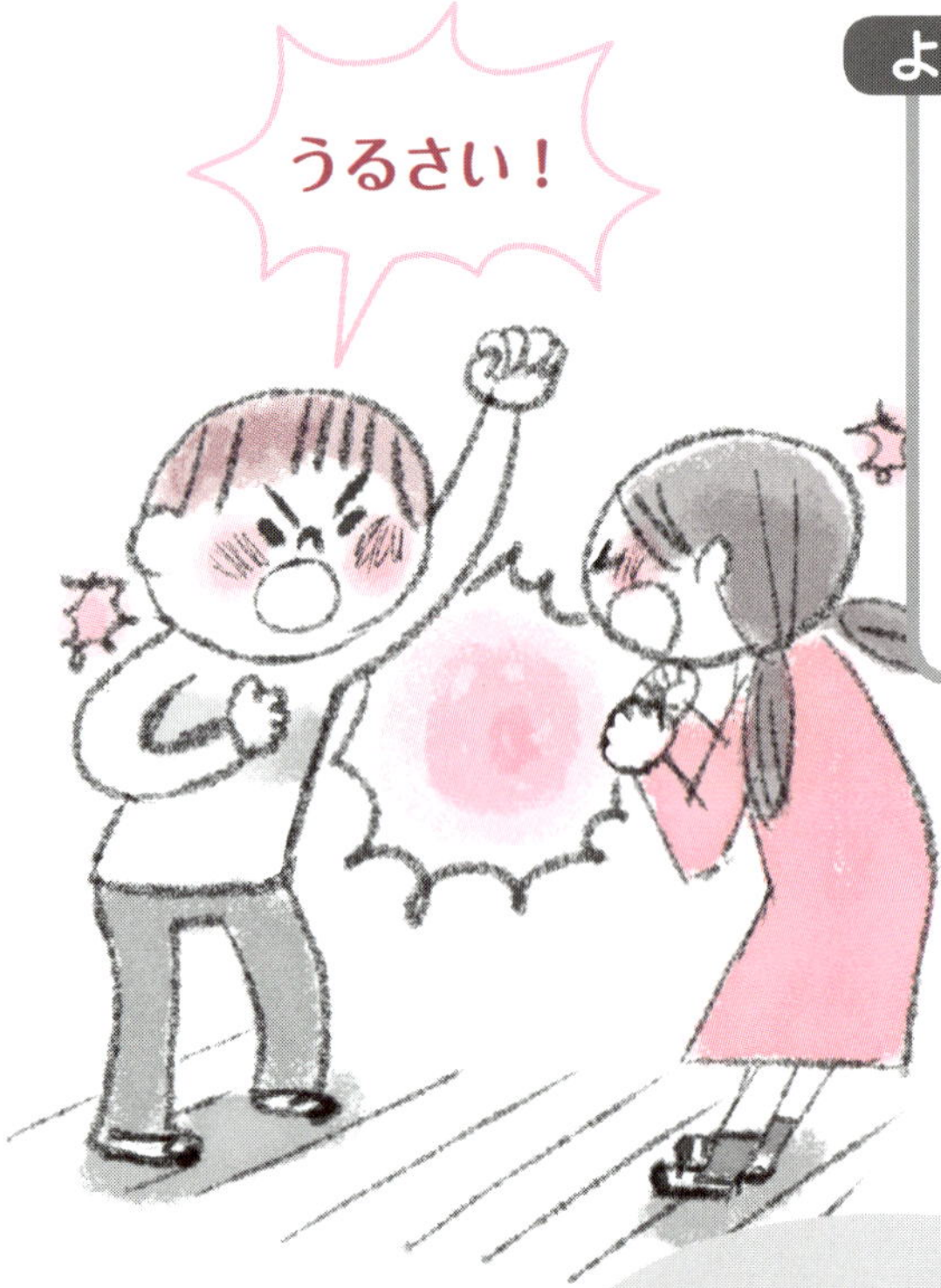


**よくある誤解**

### トラブルには指導が有効？

会話がすれ違ってトラブルになってしまったとき、子どもを注意し、「丁寧な話し方」や「NG ワード」などを教えることもできますが、形式的な指導や説教になりがちです。ひとつの正解が身についても、それだけでは多様な場面に対処しきれません。

**会話の基本を指導する**

「相手を怒らせる NG ワード」などを大人が整理し、子どもに教える。家庭で実演させ、指導する

×

**タイミングよく使えない**

形式的に覚えたことは、その形式が合うときにしか使えない。覚えたスキルが活用されず、また別のパターンのトラブルが起こる

ひとつの NG ワードを覚えても、ほかの言葉で相手を傷つけてしまう場合もある。指導だけでは口論がなかなか減らない

やり方

## 教えるよりも本人の理解をうながす

話し方のスキルの指導には限界があります。子どもがほかの子と話す場面は多様で、スキルだけでは対処しきれません。対人スキルを育てるためには、子どもといっしょに問題を確認し、その子の理解力や観察力も育てていきましょう。

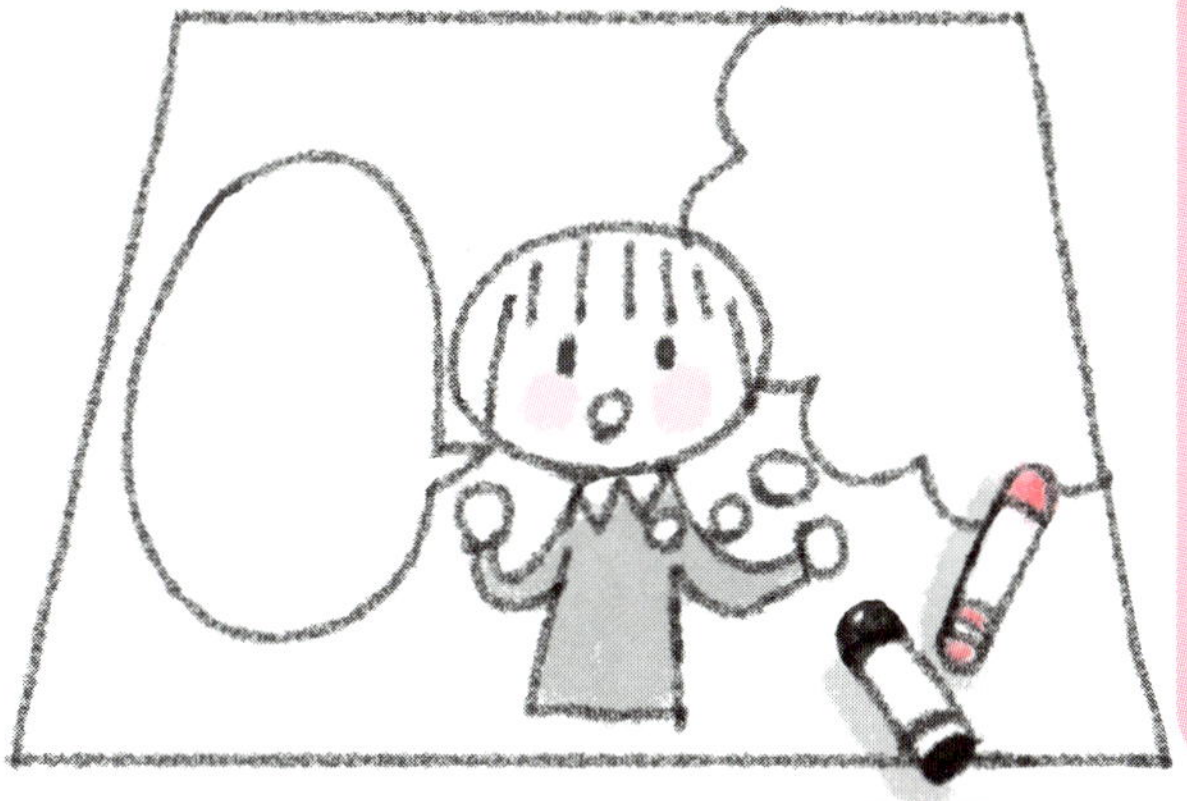

マンガの形式で話を整理する「コミック会話」という支援法が役に立つ。行動を絵に描き、発言や気持ちをフキダシに書き出す。当時の状況が子どもにもわかりやすくなる

### 実際のケースをとり上げる

子どもが実際に巻きこまれたトラブルを例にあげる。そのときに起きたことを親子で確認していく

### 行動と発言を書き出す

子どもの話を聞き、口論などをしたときの本人と相手の行動・発言を紙に書き出す。文字で書いても絵を描いてもよい

### 気持ちを書いて話し合う

本人の気持ちも聞いて書き出す。それをみながら相手の気持ちを話し合ったり、話を整理したりして、子どもの理解をうながす

相手の子といっしょに話し合うチャンスがあれば、大人が双方の話を聞いて整理し、子どもたちの誤解をといて、気持ちの橋渡しをしてあげるとよい。

支援者からアドバイス

### SSTは説教的になりがちです

「SST」という対人スキルの練習法があります。あいさつの仕方や順番の守り方など、社会生活に必要な各種のスキルを子どもに教えるための方法です。

発達障害の子の教育によく用いられていますが、SSTは正しい行動を教える方法なので、どうしても説教的になりがちです。方法にとらわれず、子どものニーズに合わせて対応しましょう。

※ SST はソーシャルスキルトレーニングの略。社会技能訓練。

対人スキルの支援

# 遊びのルール確認で、会話のトラブルを防ぐ

よくある誤解

## 競技はトラブルのもとに？

子どもが友達との間でよくトラブルを起こしていると、その原因となる遊びや競技をやめさせようとする人もいます。確かにトラブル防止にはなりますが、その子の成長につながらない場合があります。

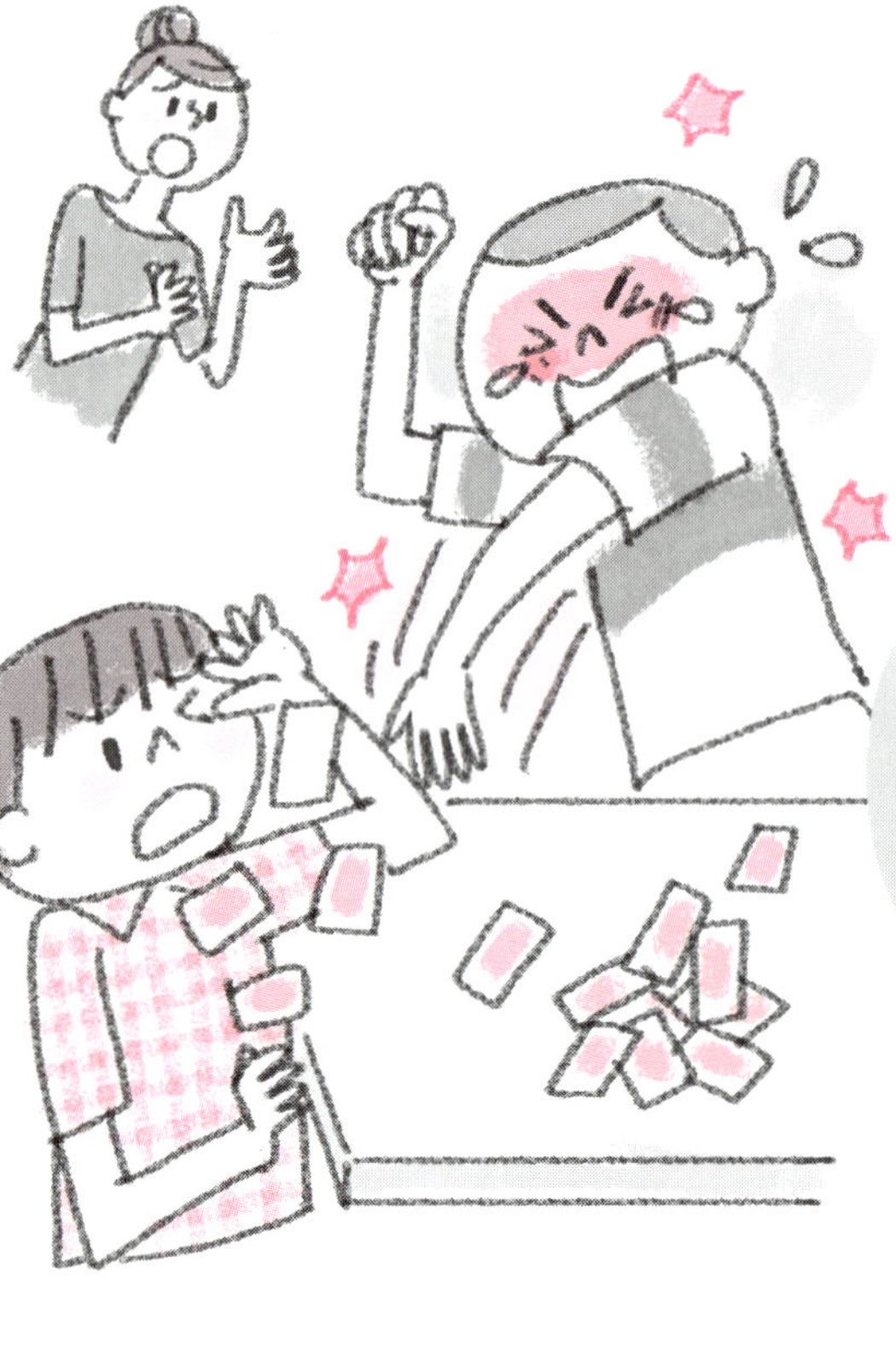

友達とトランプをしていて負けそうになると、かんしゃくを起こしてしまう子もいる

### 勝ち負けでトラブルに

球技やトランプのように勝ち負けを競うことをすると、子どもが勝敗をめぐって口論をしたり、暴言を吐いたりする

### ×競技はやめさせる

勝ち負けがある活動ではトラブルがさけられないので、子どもに球技やトランプなどを禁止する

やり方

## 予習によってトラブルを防ぐ

競技で会話のトラブルが起こる場合、子どものルールに対する理解不足や、やり方の不備、勝ち負けへのこだわりなどが関わっている可能性があります。競技のしくみや展開を予習しておくことが、トラブル予防につながります。

### あらかじめ説明する

競技のルールややり方を、事前に説明しておく。必ず勝ち負けがあり、次のチャンスもあることを伝える

### できれば体験しておく

トランプのように家庭でも簡単に体験できることであれば、実際にやってみる。ルールややり方の混乱を解消しておく

### トラブルの種をつみとる

実践してみて「負けると暴言を吐く」「ルールを変えたがる」などの問題がみえたら、家族で話し合い、対処法を用意しておく

「負けおしみ」なら言ってもトラブルにならないということを教えると、それで納得し、暴言を吐かなくなる場合もある

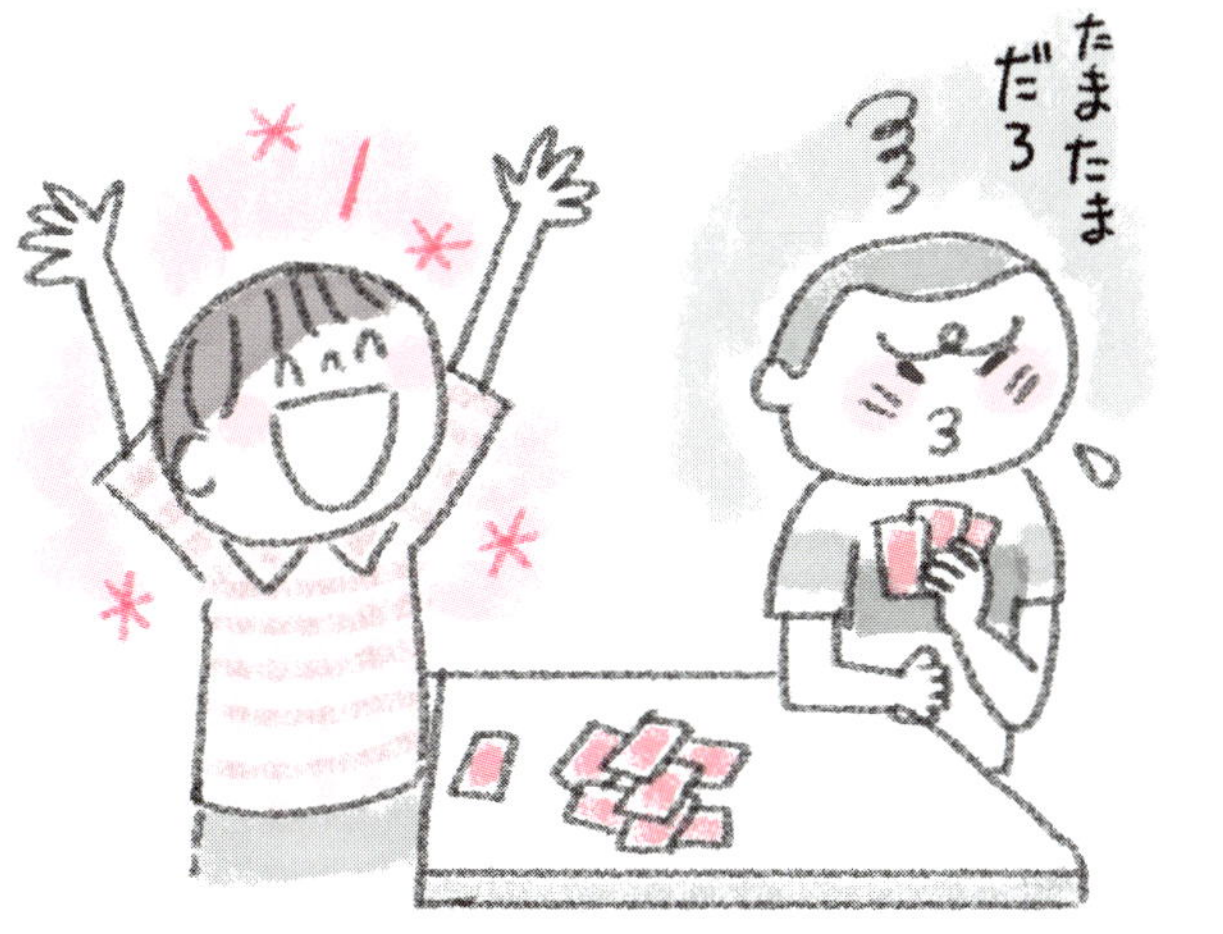


支援者からアドバイス

## 行事の前には重要です

運動会やスポーツ大会などの行事には競技が欠かせません。また林間学校などの泊まりがけの行事では、よくトランプやカードゲームが使われます。

行事の日程がわかっているときには、事前にルールややり方などを確認し、当日になってから困らないようにしましょう。

対人スキルの支援

# 困ったときに「人を頼るコツ」を教えておく

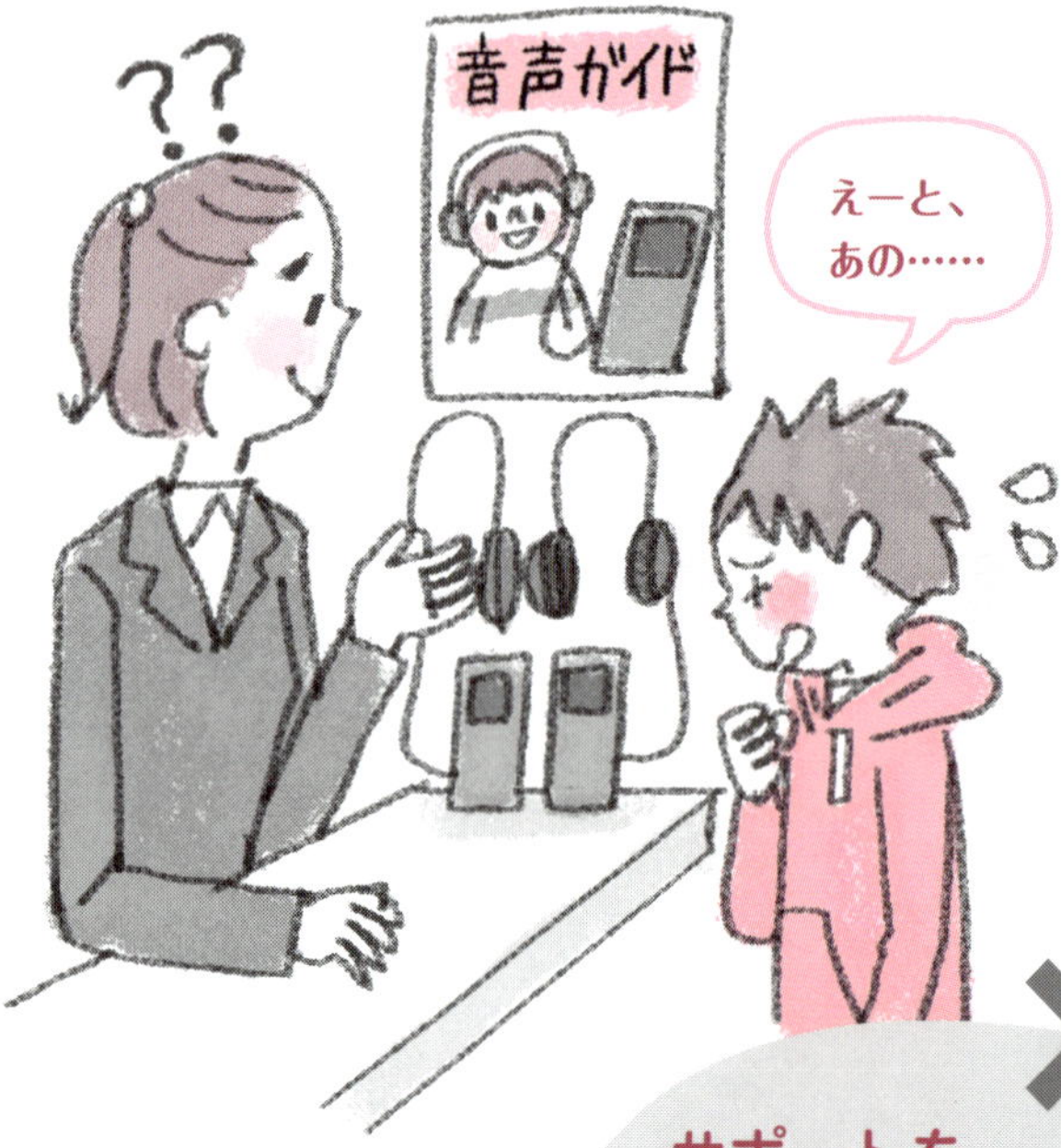


博物館などふだんいかない場所では、適切な質問がわからなくなって混乱することもある

**よくある誤解**

### 外出先でもうまくできる？

家庭で子どもの考えや理解度を確認し、対人スキルに関する誤解が解消してくると、あとはどこにいっても同様に対処できるだろうと考えがちですが、そう簡単なものでもありません。

### 子どもの誤解が減ってくる

対人スキルへの理解度が上がると、それまでの誤解が解消していき、トラブルになることは減っていく

### ×サポートを減らしていく

日常的なトラブルは減るが、はじめての場面や体験、突発的な出来事などには混乱しやすい。サポートは引き続き必要に

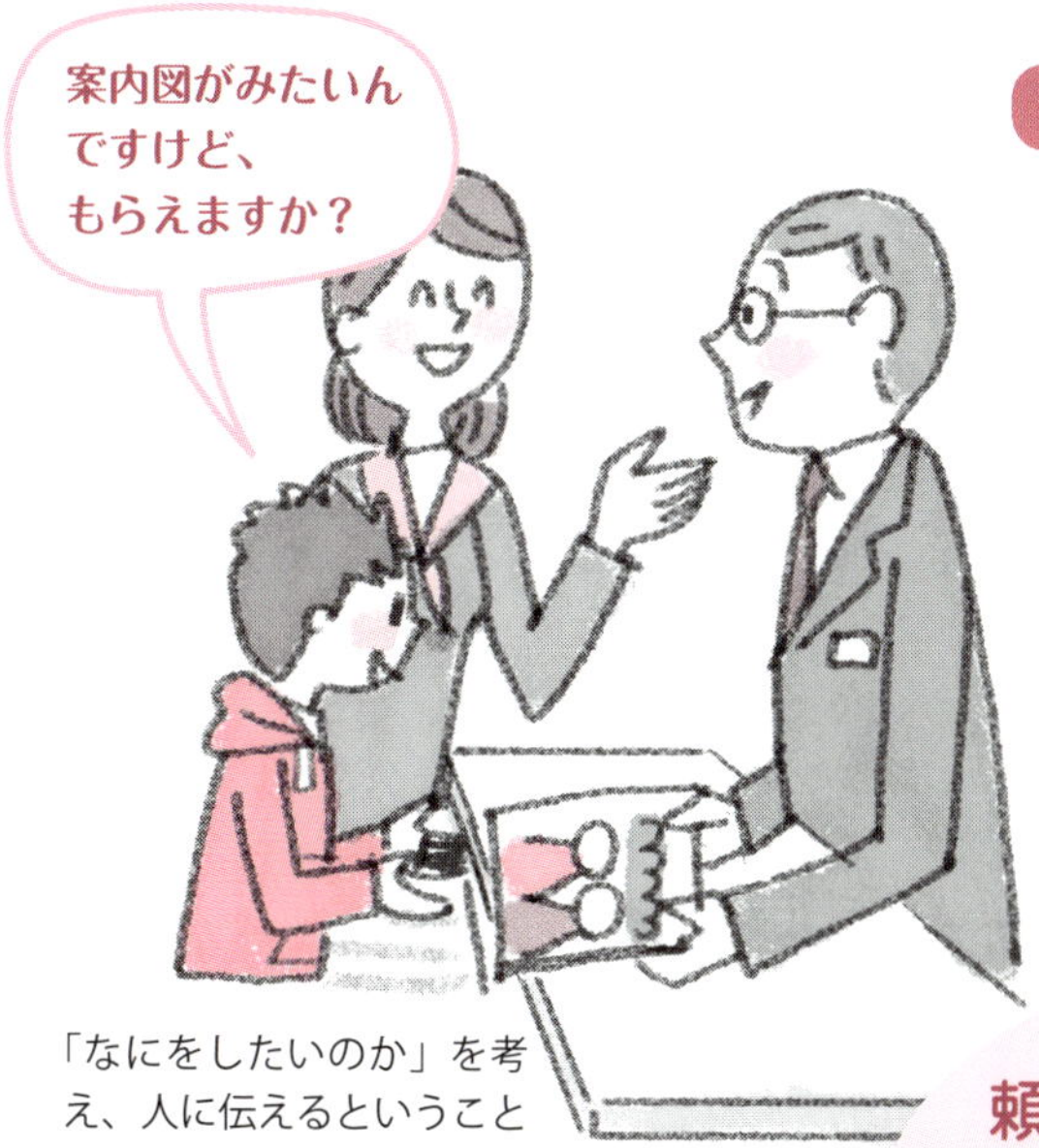


「なにをしたいのか」を考え、人に伝えるということを体験させる。うまくできなければサポートする

**やり方**

## たすけを求める方法を教える

対人スキルへの理解度が上がっても、予想外の場面や対処しきれない場面に出くわすことはあります。そのようなときには、まわりの人にものごとを頼み、たすけてもらえるように、援助を求める方法も教えましょう。

### 基本的な頼み方・頼みやすいこと

- やり方や手順などを友達・先生に聞く
- 集合時間・場所などを友達・先生に確認する
- それらの情報を文字でみせてもらう
- 施設で案内図などを提供してもらう
- 相談・協力できたら感謝を伝える

### 頼み方をいっしょに確認

困ったときにはまわりの友達や先生、大人に頼ってよいのだということを教える。基本的な頼み方を確認する

### 落ち着いているときに実践

家族で外出しているときなど、すぐにサポートできる状況で、子どもに「人を頼る」ということを経験させる

### 援助を求めるスキルに

友達や先生、施設職員などが頼りになるのだと理解することが重要。それがわかっていれば、援助を求める習慣がついていく

**保護者からアドバイス**

### 将来をみすえてサポートを

家族や先生、友達の理解が得られれば、家庭と学校での生活は安定します。しかし、その安定は在学中しか保証されません。

子どもの人生は、卒業後にも続きます。将来をみすえて、家庭や学校の外でも人と相談したり協力したりできるように育てていくことは、とても重要です。

# 会話をはずませるテクニックを使ってみる

**1**

　書店でビジネスマナーのコーナーなどをみると、会話術の本が並んでいます。そのようなマニュアルからヒントを得ることもできます。ここではアナウンサーの吉《よし》田《だ》尚記《ひさのり》さんのアイデアを紹介します。

## やり方

　会話のコツをまとめた本やウェブサイトなどがたくさんあります。そのなかには、もともと会話の苦手な人が考え出したというテクニックもあり、子どもと会話を考えていくときの参考になります。

### 会話には型がある

コミュニケーションにはある種のパターンがある。それを定石として反復することができる

### とにかく質問する

相手の話に興味をもって質問すれば会話は広がる。具体的には「えっ？」「説明して？」と聞けばよい

### 目をみなくてもよい

目を射すくめるようにみていると、相手はかえって話しにくい。鼻などをみるほうがよい

### 優位に立とうとしない

優位に立とうとせず、相手の言い分にのってもよいという姿勢でいれば、楽な気持ちで会話ができる

### 協力型のゲームだと考える

会話は敵味方に分かれる対戦ではなく、協力型のゲームだと考える。自分と相手が気持ちよくなることをめざす

吉田尚記著『なぜ、この人と話をすると楽になるのか』（太田出版）を参考に作成

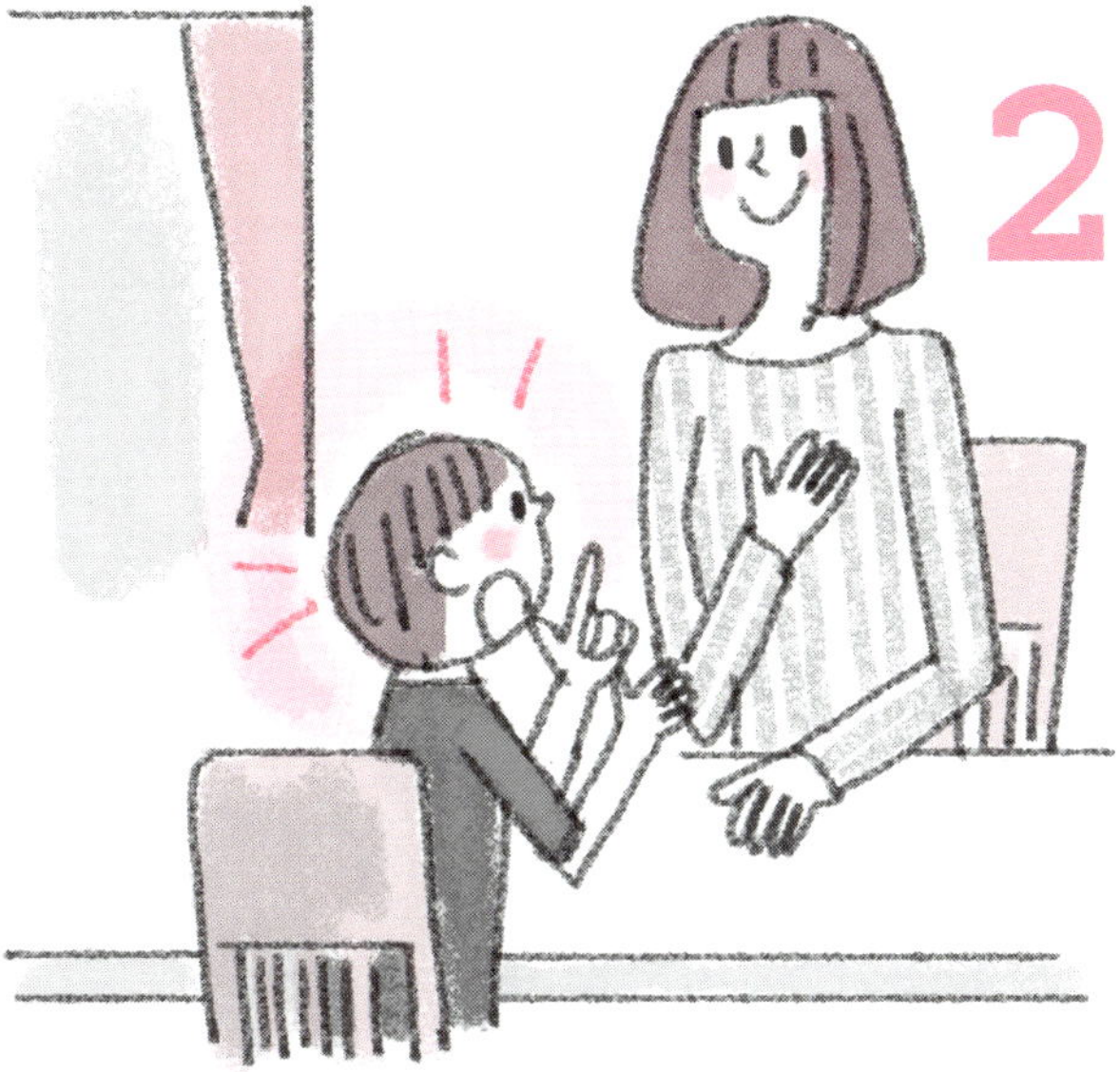

**2**

右ページのアイデアのように、会話のコツとしてまとめられているものを子どもに紹介してみましょう。本人が興味をもって実践することもあります。

最初は習い事の先生など、年上の人を相手に試すのがおすすめ。受け止めてもらいやすい

**3**

テクニックが必ずしも子どもに合うとはかぎりません。子どもが興味をもたない場合や、試してうまくいかなかった場合には、無理に続けず、切り替えましょう。

**Point**

目標はスキルアップではなく、子どもが会話を楽しむことや、リラックスできること。無理のない範囲でとりくみましょう。

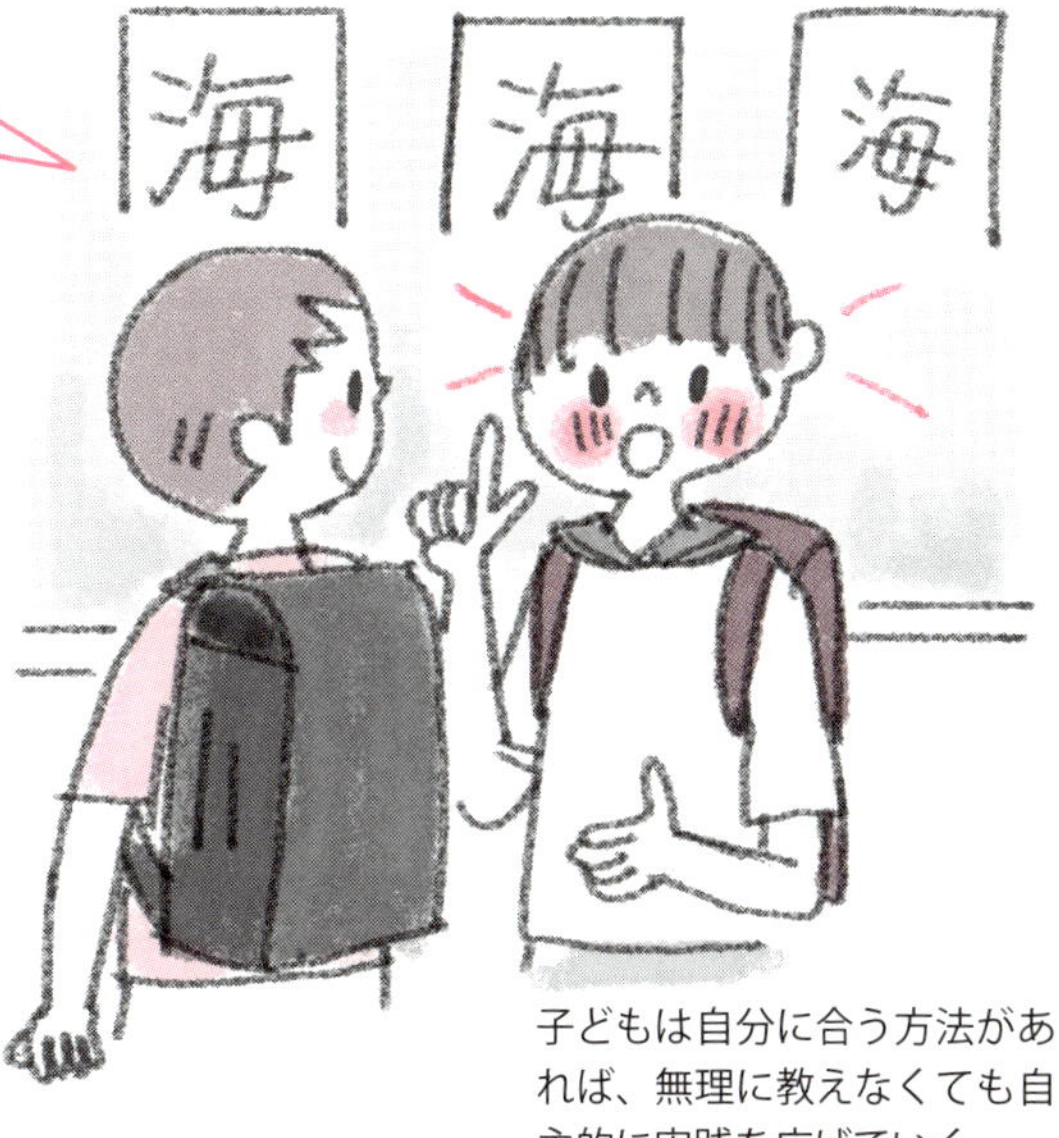


子どもは自分に合う方法があれば、無理に教えなくても自主的に実践を広げていく

### 一般的なテクニックは参考程度に

会話術にはさまざまな内容のものがあり、発達障害の子にはそもそも難しいこともあります。一般的なテクニックは参考程度に使いましょう。

Column

# 子どもたちがのびのびと発言できる「TRPG」

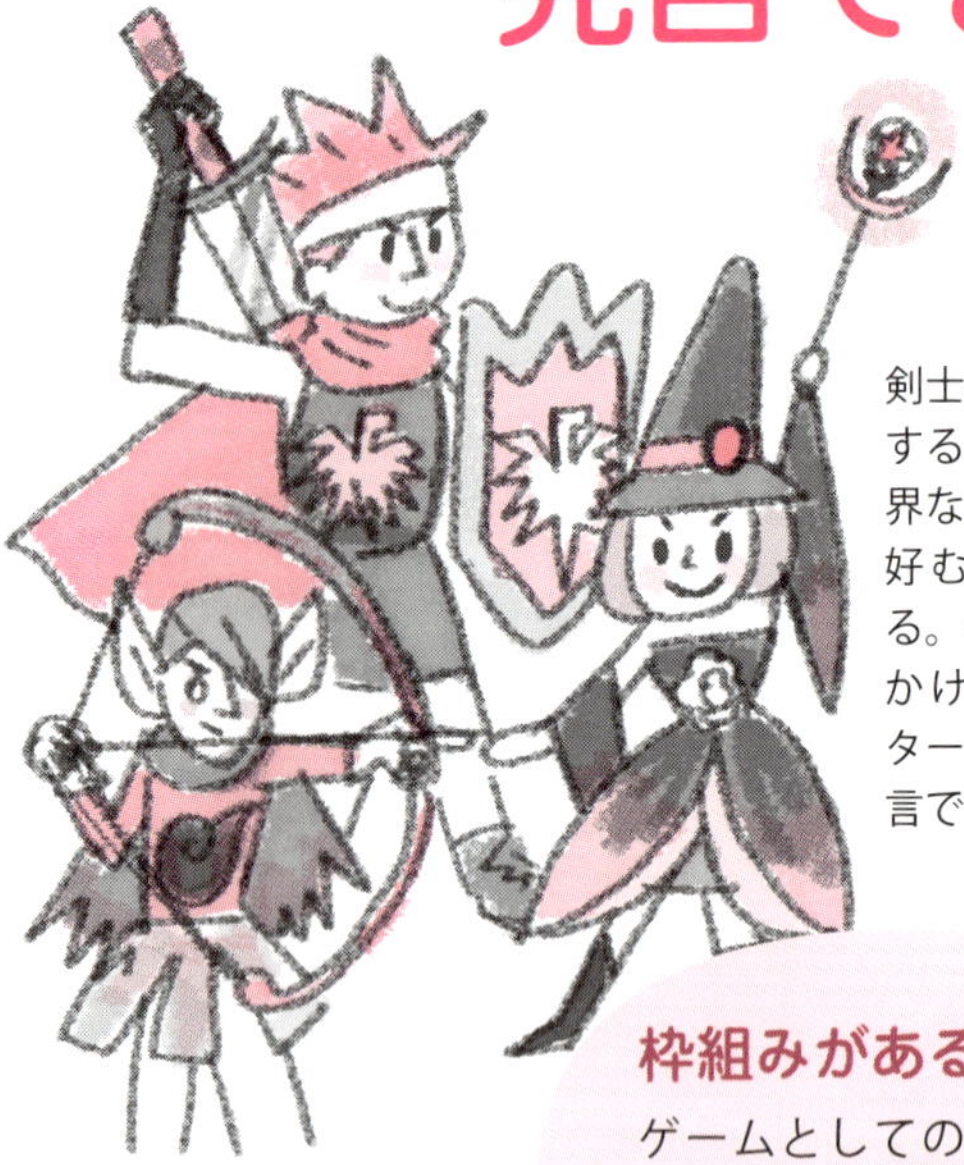

剣士や魔法使いが登場するファンタジーの世界など、子どもたちの好む物語を活用できる。子どもは日常からかけ離れたキャラクターになり、気楽に発言できる

## キャラクターになって会話ができる

TRPGはテーブルトーク・ロール・プレイング・ゲームの略。参加者がテーブルを囲み、物語世界のキャラクターを演じて楽しむゲームです。

参加者のひとりが進行役を務め、シナリオやルールを提示して、ほかの参加者を冒険に導くという進め方が一般的です。

進行役が「迷宮を進むと、分かれ道がありました」などと物語を説明し、参加者はそれに答えて話を進めます。サイコロを振って出た目によって行動が決まることもあります。会話が苦手な子でも楽しみながら発言でき、その経験が会話への自信を高めます。

### 枠組みがある

ゲームとしてのルールはあり、選択肢も用意されているが、そのなかで自由に発言できる。適度な枠組みがある

### 視覚化されている

ルールやキャラクターの特徴は文章になっていて、行動を決めるサイコロも具体的にみえるもの。情報が視覚化されていてわかりやすい

### 勝ち負けがない

参加者は全員で協力して、物語を進めていく。勝ち負けがないので、トラブルが起こりにくい

『コミュニケーション障害学』第29巻第1号、9-17など加藤浩平の研究を参考に作成

■ 監修者プロフィール

**藤野博**（ふじの・ひろし）

東京学芸大学大学院教育学研究科教授。博士（教育学）。公認心理師。言語聴覚士。臨床発達心理士スーパーバイザー。特別支援教育士スーパーバイザー。東北大学教育学部を卒業。同大学大学院教育学研究科博士前期課程修了。専門はコミュニケーション障害学、臨床発達心理学。とくに発達障害の子のコミュニケーションやソーシャルスキルにくわしい。主な著書に『自閉症のある子どもへの言語・コミュニケーションの指導と支援』（明治図書）、『発達障害の子の立ち直り力「レジリエンス」を育てる本』（監修、講談社）、『発達障害のある子の社会性とコミュニケーションの支援』（編著、金子書房）などがある。

●取材協力（五十音順）
五里江陽子（所沢・発達障害児者を支援する会「よつばくらぶ」代表）

坂本條樹（所沢市発達障害・情緒障害通級指導教室そだちとこころの教室「フロー」担当教諭）

綿貫愛子（NPO 法人リトルプロフェッサーズ副代表／ NPO 法人東京都自閉症協会役員）

●編集協力
オフィス 201（石川智）

●カバーデザイン
岡本歌織（next door design）

●カバーイラスト
佐藤香苗

●本文デザイン
南雲デザイン

●本文イラスト
植木美江

健康ライブラリー

**発達障害《はったつしょうがい》の子《こ》の「会話力《かいわりょく》」を楽《たの》しく育《そだ》てる本《ほん》**

2017年11月28日　第1刷発行
2024年 5 月20日　第3刷発行

| | |
|---|---|
| 監修 | 藤野博（ふじの・ひろし） |
| 発行者 | 森田浩章 |
| 発行所 | 株式会社 講談社<br>東京都文京区音羽２丁目-12-21<br>郵便番号　112-8001<br>電話番号　編集　03-5395-3560<br>販売　03-5395-4415<br>業務　03-5395-3615 |
| 印刷所 | TOPPAN株式会社 |
| 製本所 | 株式会社若林製本工場 |

N.D.C.493　98p　21cm



ISBN978-4-06-259864-4

■ 参考文献・参考資料

子安増生編著『「心の理論」から学ぶ発達の基礎——教育・保育・自閉症理解への道——』（ミネルヴァ書房）

柘植雅義監修、藤野博編著『発達障害のある子の社会性とコミュニケーションの支援』（金子書房）

藤野博編著、伴光明／森脇愛子著『自閉症スペクトラム　SST スタートブック』（学苑社）

藤野博／日戸由刈監修『発達障害の子の立ち直り力「レジリエンス」を育てる本』（講談社）

吉田尚記著『なぜ、この人と話をすると楽になるのか』（太田出版）

『発達心理学研究』第 24 巻第 4 号、429-438（一般社団法人日本発達心理学会）

『発達教育』2013 年 10 月号～ 12 月号（公益社団法人発達協会）

『アスペハート』15 巻 3 号（特定非営利活動法人アスペ・エルデの会）

## 講談社 健康ライブラリー イラスト版

### 自閉症スペクトラムがよくわかる本

信州大学医学部子どものこころの発達医学教室教授
本田秀夫 監修

原因・特徴から受診の仕方、育児のコツまで、基礎知識と対応法が手にとるようにわかる！

ISBN978-4-06-259793-7

### 発達障害 グレーゾーンの子の育て方がわかる本

横須賀市療育相談センター所長
広瀬宏之 監修

発達にでこぼこがあるグレーゾーンの子。困りごとに向き合う育て方のヒントが満載。

ISBN978-4-06-533442-3

### 子どものトラウマがよくわかる本

こころとからだ・光の花クリニック院長
白川美也子 監修

虐待、性被害、いじめ……過酷な体験が心に傷を残す。子どものトラウマの特徴から支援法まで徹底解説！

ISBN978-4-06-520432-0

### アタッチメントがわかる本
「愛着」が心の力を育む

東京大学大学院教育学研究科教授
遠藤利彦 監修

「不安なときに守ってもらえる」という確信が心の力に。アタッチメントの形成から生涯にわたる影響まで解説！

ISBN978-4-06-528919-8

## 講談社 健康ライブラリー スペシャル

### DCD発達性協調運動障害
不器用すぎる子どもを支えるヒント

青山学院大学教授・小児精神科医
古荘純一 監修

なわとびがとべない、逆上がりができない……幼児期の「極端なぎこちなさ」に気づいてほしい。

ISBN978-4-06-531685-6

### 大人の発達障害 グレーゾーンの人たち

林 寧哲、OMgray事務局 監修

なぜこんなに生きづらいのだろう？ これからの自分との向き合い方が見えてくる！

ISBN978-4-06-520610-2

### 発達障害の子どもの実行機能を伸ばす本
自立に向けて今できること

NPO法人えじそんくらぶ代表
高山恵子 監修

子どもの自立を考えるなら、まず実行機能を理解し伸ばそう。サポートのコツは「相性」。

ISBN978-4-06-523128-9

### ADHDの子の育て方のコツがわかる本

本田秀夫、日戸由刈 監修

子ども本来の積極性や明るいキャラクターをのびのび育てるコツは「こまかいことを気にしない」こと！

ISBN978-4-06-259862-0